QUELQUES CONSEILS

POUR SE PRÉSERVER

DU CHOLÉRA

MOYENS SIMPLES ET FACILES DE LE COMBATTRE

1° Le choléra n'arrive jamais brusquement ;
2° On peut prévenir son invasion ;
3° Le choléra, même le plus grave, peut céder à une médication bien appropriée ;
4° Cette épidémie n'est pas contagieuse ;
5° Les seules mesures préventives efficaces sont celles qui ont pour objet
de combattre et d'arrêter les symptômes précurseurs.

Par J. D. VERGNE,

Docteur en médecine de la Faculté de Paris ; ancien chirurgien-major de la 12ᵉ légion ;
membre de la commission d'hygiène publique et de salubrité ;
ancien médecin du bureau de bienfaisance du 12ᵉ arrondissement ; membre de la commission
générale de l'association des médecins du département de la Seine,
de la société médicale du 12ᵉ arrondissement, et de plusieurs autres sociétés savantes ;
Chevalier de la Légion-d'Honneur.

Principiis obsta.

Prévenir c'est guérir.

PRIX : 1 FRANC

Vendu au Profit des Orphelins du Choléra, recueillis par
Mgr l'Archevêque de Paris.

PARIS

Chez Louis LECLÈRE, Libraire-Éditeur, rue de l'École de Médecine, 14.

1854

QUELQUES CONSEILS

POUR SE PRÉSERVER

DU CHOLÉRA

MOYENS SIMPLES ET FACILES DE LE COMBATTRE

1° Le choléra n'arrive jamais brusquement ;
2° On peut prévenir son invasion ;
3° Le choléra, même le plus grave, peut céder à une médication bien appropriée ;
4° Cette épidémie n'est pas contagieuse ;
5° Les seules mesures préventives efficaces sont celles qui ont pour objet
de combattre et d'arrêter les symptômes précurseurs.

PAR J. D. VERGNE,

Docteur en médecine de la Faculté de Paris ; ancien chirurgien-major de la 12e légion ;
membre de la commission d'hygiène publique et de salubrité ;
ancien médecin du bureau de bienfaisance du 12e arrondissement ; membre de la commission
générale de l'association des médecins du département de la Seine,
de la société médicale du 12e arrondissement, et de plusieurs autres sociétés savantes ;
Chevalier de la Légion-d'Honneur.

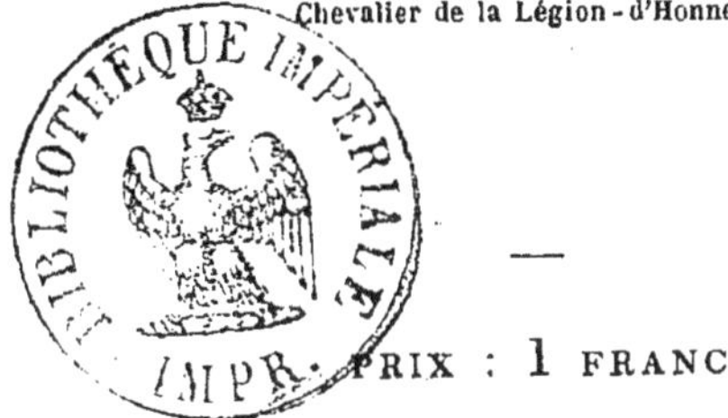

Principiis obsta.
Prévenir c'est guérir.

PRIX : 1 FRANC

Vendu au Profit des Orphelins du Choléra, recueillis par
Mgr l'Archevêque de Paris.

PARIS

Chez Louis LECLÈRE, Libraire-Éditeur, rue de l'École de Médecine, 14.

1854

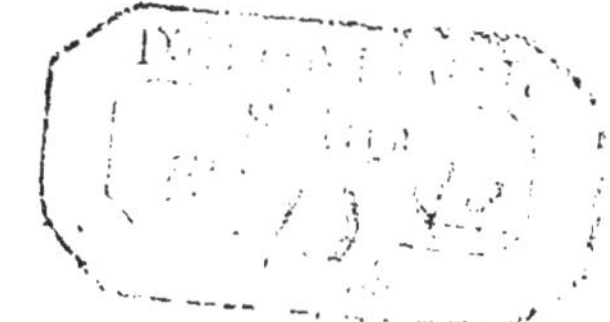

POURQUOI CES QUELQUES LIGNES ?

Pendant l'épidémie de 1849, le fléau destructeur frappait chaque jour de nouvelles victimes, faisait chaque jour de nouveaux orphelins. En voyant un grand nombre de ces pauvres enfants rester seuls, abandonnés sans asile et sans pain, Mgr l'archevêque de Paris se sentit pénétré d'une douleur profonde, et, nouveau saint Vincent de Paul, il voulut arracher à l'abandon et à la misère ces malheureuses et frêles créatures.

L'Œuvre des Orphelins du Choléra, fondée par le digne prélat, réalisa cette pensée sublime, et offrit à ces pauvres enfants un abri assuré contre la faim et la démoralisation qui, trop souvent, en est la conséquence.

C'est au profit de cette Œuvre de noble charité que l'auteur est heureux de consacrer le produit de ces quelques lignes ; c'est dans l'espoir qu'elle concourra à l'augmenter qu'il croit devoir reproduire la lettre suivante.

ARCHEVÊCHÉ DE PARIS.

MONSIEUR,

Monseigneur me charge de vous remercier très vivement et très affectueusement de la bonne et généreuse pensée que vous avez eue d'appliquer le produit de la brochure que vous allez publier sur l'épidémie régnante au profit de l'Œuvre des Orphelins du Choléra.

Dieu, nous en avons la confiance, bénira vos efforts. Peu d'hommes auront eu, comme vous, Monsieur, le double mérite d'avoir attaqué le choléra dans sa cause et dans ses effets, par les investigations de la science et les sacrifices de la charité.

Encore une fois, Monseigneur l'Archevêque vous remercie.

Agréez,

Monsieur,

l'assurance de mes sentiments distingués.

DOQUAND, *secrét. gén.*

A M. Vergne, docteur en médecine, r. Saint-Jacques, 179.

AVANT-PROPOS.

Malgré les ravages affreux que le choléra a exercés au milieu de nous à deux reprises différentes, malgré les études approfondies dont il a été l'objet, les expériences si souvent répétées auxquelles il a donné lieu, expériences pour la plupart tenteés avec tant de courage et d'abnégation, malgré les mémoires si savamment écrits, les brochures sans nombre, les rapports si multipliés devant toutes les académies et toutes les sociétés savantes; aujourd'hui, que nous avons à lutter contre une troisième invasion, peut-on dire qu'enfin nous connaissons cet ennemi si terrible, si acharné, que nous sommes fixés sur son origine, sa cause, sa nature, son siége, et, ce qui me paraît bien plus important, peut-on affirmer qu'on a trouvé un traitement positif sur lequel il soit permis de compter d'une manière certaine ?

Hélas ! il faut bien avoir le triste courage de l'avouer, la science est restée jusqu'ici tout-à-fait impuissante, malgré tous ses efforts. Qu'on lise avec le plus grand soin, qu'on analyse avec la plus minutieuse attention tout ce qui a été dit et écrit jusqu'à ce jour sur cette cruelle épidémie, et pour tout esprit exempt de passions et de préjugés, pour tout esprit qui ne se paie pas de mots sonores et qui cherche la vérité et rien que la vérité, il ressort cette conclusion terrible et désespérante : aujourd'hui au milieu d'une troisième invasion, la science paraît aussi peu fixée sur l'origine, la cause, le siége et

la nature du choléra, sur son essence, ses voies de
propagation, et, ce qui est plus grave, sur les moyens
de le combattre qu'elle l'était lorsqu'il vint pour la
première fois semer la désolation et la mort au milieu des populations consternées, et pourtant depuis
cette époque, il s'est écoulé plus de *trente années!*
Depuis cette époque, il a ravagé le monde entier, du
moins à peu près tous les pays connus ; depuis cette
époque enfin, il a fait plus de *cent millions* de victimes de tout âge, de tout sexe, de toute condition, de
toute constitution, de tout pays, de tout climat.

Mais si une fois la maladie déclarée, la mort en est
à peu près la conséquence inévitable, est-il vrai
qu'une médication prompte et intelligente peut arrêter la marche de ses accidents même les plus graves,
et empêcher une terminaison fatale ? est-il vrai surtout que cette affection ne survient jamais brusquement ? est-il vrai que constamment elle est annoncée
par des signes précurseurs, que dès lors on peut prévoir son invasion et s'opposer à son développement ?

D'après les nombreuses et consciencieuses observations recueillies par ceux qui ont donné des
soins aux cholériques, en Russie, en Angleterre, en
France, etc., à Moscow comme à Saint-Pétersbourg, à
Londres comme à Newcastle, au Hâvre comme à Paris,
hâtons-nous de le reconnaître et de le proclamer
hautement : oui, on peut arrêter la marche du choléra même le plus grave ; oui, on peut prévoir l'arrivée de l'épidémie, oui, on peut s'opposer à son invasion, empêcher son développement ; oui, on peut
prévenir le choléra ! c'est ce que nous prouve d'une
manière irrécusable ce que nous avons entendu, ce
que nous avons lu, ce que nous avons vu.

Il est aussi un autre point que nous chercherons à
démontrer, parce qu'il nous paraît de la plus haute
importance, je veux parler de la *non-contagion* du

choléra. Quoique généralement admise aujourd'hui, cette non-contagion est encore contestée et repoussée par des hommes haut placés dans la science et dans l'opinion publique, mais dont l'expérience et le savoir se trouvent égarés d'une manière fâcheuse. C'est dans l'esprit de ces hommes pour la plupart desquels nous professons une profonde estime, que nous voudrions porter la conviction dont nous sommes pénétré nous-même.

La non-contagion une fois démontrée et reconnue définitivement, elle entraîne nécessairement, irrésistiblement la suppression des cordons dits sanitaires, des quarantaines et de toutes ces mesures désastreuses qui n'ont pu prendre naissance que dans l'ignorance, la frayeur ou la cupidité, trinité hideuse et mille fois plus funeste à la pauvre humanité que la peste, le tiphus, le choléra et toutes les épidémies ensemble.

Pour remplacer ces mesures dont l'inutilité et le danger sont démontrés par le temps et l'expérience, nous voudrions indiquer à l'aide de quelles précautions aussi simples que faciles à suivre partout et toujours on peut s'opposer à l'invasion cholérique, et cela sans suspendre aucune communication, sans rompre aucune relation, sans jeter dans les esprits aucune de ces inquiétudes, de ces préoccupations incessantes qui disposent d'une manière si fâcheuse à l'influence épidémique.

Ainsi donc, nous voudrions établir les points suivants :

1° Le choléra n'arrive jamais brusquement ;

2° On peut prévenir son invasion et s'y opposer.

3° Le choléra, même le plus grave, peut céder à une médication bien appropriée ;

4° Cette épidémie n'est pas contagieuse ;

5° Les seules mesures, préventives, efficaces, sont celles qui ont pour objet de combattre et d'arrêter les symptômes précurseurs.

Tel est le but que nous nous sommes proposé.

Notre travail porte sur plus de *deux mille* observations ; toutes, elles ont été recueillies sur des malades que nous avons vu traiter sous nos yeux, ou que nous avons traités nous-même : la presque totalité de ces malades appartient au XIIe arrondissement, c'est-à-dire à celui des quartiers de Paris qui de tous réunit au plus haut degré les causes d'insalubrité les plus diverses et les plus nombreuses : la misère la plus profonde, la démoralisation la plus repoussante, la plus désastreuse. Eh bien ! au milieu de ces conditions hygiéniques les plus détestables s'il en fut jamais, nous avons pu étudier l'épidémie sous toutes ses formes, la suivre et la combattre dans toutes ses modifications ; aussi, nous le disons avec confiance, le but que nous nous sommes proposé serait bien facilement atteint, si, pour convaincre, il suffisait d'être convaincu soi-même.

CHAPITRE PREMIER.

SIGNES PRÉCURSEURS DU CHOLÉRA.

Au moment où nous avons à lutter contre une nouvelle invasion de choléra, alors même que le peu d'intensité qu'il a montrée en Angleterre et au Hâvre, ainsi que dans les quelques cas observés à Paris, puisse nous faire espérer que cette fois, du moins, le fléau se montrera et moins tenace et moins meurtrier que les années précédentes, on ne saurait trop insister sur ce fait important et rassurant à la fois, savoir, que le choléra est toujours précédé d'une certaine série de symptômes qui sont comme les avant-coureurs de cette épidémie. C'est là un de ces avertissements précieux dont on ne saurait trop tenir compte et qui nous semble de nature, sinon à bannir tout-à-fait, du moins à diminuer considérablement la frayeur qu'inspire le nom seul de cette épidémie et l'affreuse influence de cette même frayeur.

Observé dès l'année 1831 par un médecin de Varsovie, constaté et signalé peu de temps après par M. J. Guérin, ce fait vient d'être confirmé par nos confrères de Londres et de Newcastle, et plus récemment encore par ceux du Hâvre et de Paris, de la manière la plus unanime et la plus heureuse.

Ceux de mes confrères qui voudront bien ne pas perdre de vue l'influence pernicieuse que la peur exerce sur le moral et le physique ; ceux qui, comme moi, sont intimement convaincus que si, comme la peste, la fièvre jaune, etc., le choléra est une affection des plus affreuses, des plus graves, des plus fréquemment mortelles, cela tient non pas tant à l'essence même de la maladie qu'à l'épouvante et à la consternation dont elle frappe les malheureuses populations; ceux enfin qui pensent que l'affection s'est parfois manifestée à la suite d'une impression morale vive, d'une terreur subite, comprendront toute l'importance que j'attache à tout ce qui me paraît de nature à rassurer ces mêmes populations, et à chasser de tous les esprits cette terreur dont les effets sont toujours si funestes, principalement aux approches et en temps de grandes épidémies.

Le plus sûr antidote, le meilleur contre-poison de la frayeur qu'inspire le choléra, n'est-ce pas l'espérance d'échapper à son atteinte? Eh bien! cette espérance qu'on n'avait fait qu'entrevoir, sur laquelle personne n'osait compter, est aujourd'hui une certitude incontestée, incontestable, sanctionnée par l'observation la plus scrupuleuse et une expérience de plus de vingt années.

Tous les praticiens, qui, depuis la première invasion, ont donné des soins aux cholériques, en Suède comme en Norwége, en Russie comme en Pologne, en France comme en Angleterre, ont constaté la constance de ces signes prodromiques.

Si à la suite de toutes les observations si nombreuses, si concluantes qui ont été publiées, j'osais ajouter mon faible témoignage, je dirais que pendant l'épidémie de 1849, chargé par l'autorité d'un service médical dans le quartier Saint-Marcel, de tous les quartiers de Paris le plus maltraité sans nul doute, j'ai pu m'assurer de l'exactitude des faits annoncés par nos confrères, sur plus de quinze cents cholériques. qu'il m'a été donné de visiter, sans compter ceux de ma clientèle particulière. Auprès des uns, comme auprès des autres, je n'ai jamais manqué de m'informer de l'état où ils se trouvaient au moment de l'invasion ou peu de temps auparavant. Presque tous ont répondu avoir eu le jour même, ou bien la veille, quelques-uns l'avant-veille, de la diarrhée avec ou sans coliques. Chez les uns, les accidents avaient été assez intenses pour inspirer de sérieuses inquiétudes; beaucoup moins prononcés chez plusieurs autres qui avaient seulement ressenti une sorte de malaise général, que n'expliquait pas suffisamment, selon eux, le léger dérangement de corps qu'ils éprouvaient depuis peu. Mais chez un assez grand nombre, ces accidents avaient été si peu intenses, que les malades n'y avaient attaché aucune importance, par la raison toute simple que, sans trop de difficulté, ils avaient pu continuer leurs occupations journalières.

Quant à ceux, et le nombre en était bien faible, qui disaient n'avoir eu ni diarrhée, ni coliques, ni malaise d'aucune sorte, c'était en général des malades fort peu habitués à s'observer et encore moins capables de rendre compte de ce qui avait pu se passer en eux depuis quelques heures, et à plus forte raison depuis un ou deux jours. C'est là, je crois, ce qui explique jusqu'à un certain point l'erreur dans laquelle sont tombés quelques-uns de nos honorables confrères lorsqu'ils ont cru pouvoir admettre ces cas foudroyants où le choléra, saisissant tout-à-coup un homme plein de force et de santé, en moins de quelques heures, en a fait un cadavre.

Ainsi donc il est démontré et prouvé d'une manière positive que quelle que soit la cause du choléra, son origine, son siége, sa nature, quelles que doivent être et sa marche et sa terminaison, il ne survient jamais brusquement. Toujours il est annoncé pour ainsi dire par des symptômes avant-coureurs auxquels on doit attacher une grande valeur, et cela est d'autant plus vrai que, combattus à propos et par les moyens les plus simples, ces symptômes s'amendent facilement, et permettent ainsi au médecin d'arrêter, dès leur début, des accidents plus graves contre lesquels viendraient probablement échouer plus tard et sa science et les ressources qu'elle pourrait lui fournir.

§ II.

De tous ces symptômes, le plus important sans contredit puisqu'il est le plus constant, ainsi qu'on vient de le voir, c'est la diarrhée. C'est donc contre ce signe précurseur que le médecin doit surtout se tenir en garde, qu'il doit attaquer dès qu'il commence à se montrer, certain qu'en l'arrêtant, il empêche les accidents cholériques de se déclarer, il arrête le choléra.

Je sais bien que plusieurs confrères trouveront sans doute que j'accorde à cette diarrhée une valeur trop grande, et ils m'objecteront que de ce qu'une personne aura un peu de diarrhée, voire même quelques coliques, ce n'est pas une raison pour que, chez cette personne, cette diarrhée, ces coliques soient nécessairement, fatalement suivies de choléra. Je reconnais tout ce qu'il y a de juste dans cette objection ; mais à leur tour, ils avoueront avec moi qu'en temps d'épidémie cholérique, les trois quarts au moins de ceux qui présentent des accidents gastriques plus ou moins prononcés deviennent cholériques. Or, je me le demande, ne vaut-il pas mieux, dans tous les cas, combattre cette diarrhée dès qu'elle se présente que d'attendre pour agir que la maladie régnante se soit déclarée avec toute la gravité dont elle s'accompagne?

Tout récemment les journaux anglais ont rapporté ce fait vraiment remarquable qu'à Newcastle, sur les 519 hommes formant la garnison de cette ville, on a compté 451 cas de diarrhée, et que celle-ci ayant été traitée à propos et d'une manière convenable, pas un cas de choléra ne s'est montré. En eût-il été de

même si l'on avait négligé ce symptôme prémonitoire?
Il est permis d'en douter, lorsqu'on sait combien l'épidémie a été meurtrière partout où l'on agi diffé-
remment.

§ III.

Cette diarrhée prodromique ne ressemble en rien à
celle qui caractérise le choléra déclaré et que nous
examinerons plus tard. Je sais aussi que certaines personnes sont sujettes à une sorte de diarrhée particulière se montrant périodiquement à certaines époques
assez régulières, ayant tous les caractères d'une diarrhée critique, à l'aide de laquelle l'économie semble
se débarrasser d'éléments de nature à nuire à son organisme. Cette diarrhée, on le comprend, n'offre rien
d'alarmant, il faut seulement la surveiller et se tenir
en garde dans le cas où elle tendrait à se prolonger
au-delà de sa durée habituelle et surtout à changer
de nature ; ajoutons qu'elle ne s'accompagne jamais
de coliques et ne cause ni malaise ni fatigue. Elle dif-
fère également de cette diarrhée bilieuse plus ou moins
abondante qui n'est pas incompatible avec un état de
santé satisfaisant. Nous en dirons autant de certaines
diarrhées muqueuses qui peuvent exister pendant
quelque temps sans déterminer aucun accident fâ-
cheux.

Mais il n'en est plus de même de la diarrhée prémonitoire ; elle débute à peu près constamment de la
même manière : le malade éprouve de petites coliques
fort légères, quelquefois ce n'est qu'un léger mal de
ventre qui précède une selle. D'autres sont saisis tout-
à-coup de l'envie d'aller à la garde-robe. Ces déjections ont souvent lieu brusquement et sans douleur.
Quelques personnes habituellement constipées se féli-
citent même de ces évacuations qui ne sont du reste
constituées encore que par des matières fécales,
gluantes, visqueuses ; fréquemment elles paraissent ac-

cuser une digestion incomplète. Ainsi, il semblerait que l'intestin, devenu insensiblement plus irritable qu'à l'état normal, cherche à se débarrasser au plus vite du contact de matières qui le gênent et le fatiguent.

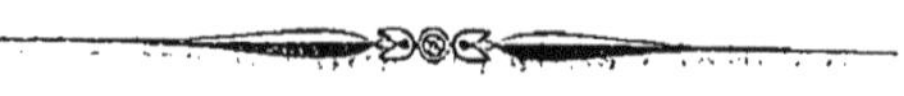

CHAPITRE II.

§ IV.

SYMPTOMOTALOGIE DU CHOLÉRA.

Les symptômes de cette cruelle affection sont si nombreux, si complexes, ils offrent tant de variétés dans leur fréquence et leur intensité, que nous croyons utile, pour bien les étudier, de les examiner, 1.° dans le choléra léger; 2° dans le choléra grave; 3° dans les complications qui peuvent survenir. Dans les deux premiers cas, nous les diviserons encore en divers paragraphes, ce qui nous guidera du reste dans l'indication des moyens propres à les combattre.

§ V.

CHOLÉRA LÉGER (Cholérine.).

Lorsqu'une personne jouissant jusque-là d'une santé habituellement bonne, chez laquelle toutes les fonctions s'exécutent d'une manière régulière, est prise tout-à-coup d'un malaise général, avec diminution ou perte d'appétit, douleur dans la tête, dans le dos, fatigue dans les membres de la région lombaire, de l'engourdissement dans les membres, avec diarrhée plus ou moins fréquente, enfin une faiblesse, une lourdeur qu'elle rapporte à tout le corps, ce n'est pas encore le choléra, mais son invasion est imminente.

§ VI.

Si à ces premiers symptômes viennent se joindre des éructations, des nausées, quelques envies de vomir, suivies ou non suivies de vomissements, que la langue soit large et chargée, blanchâtre, offrant une température un peu moins élevée qu'à l'état normal, soyez-en certain, le choléra commence.

§ VII.

Mais si, de plus, la diarrhée est précédée ou accompagnée de petites coliques plus ou moins profondes, qui varient de place et d'acuité; si le malade se plaint de tintements dans les oreilles, d'un peu de gêne ou même d'oppression dans la respiration, dès lors, n'ayez plus de doute, le choléra existe, il est confirmé.

Mais, hâtons-nous de le dire, l'affection n'offre encore rien de bien grave, rien surtout de désespéré, elle laisse au médecin le temps d'agir; et pourvu qu'il arrive promptement, qu'il ne perde pas un moment, qu'il attaque ces premiers symptômes par des moyens convenables et bien entendus, il peut compter sur le succès; il triomphera bien certainement, tout s'arrêtera et le malade ne tardera pas à se remettre et à revenir à son état primitif de santé.

§ VIII.

CHOLÉRA GRAVE (Choléra proprement dit.).

Mais si, au lieu de venir immédiatement au secours

de l'économie déjà ébranlée d'une manière violente, si au lieu de l'aider à se relever, à réagir contre l'agent destructeur qui l'a mise en péril, on l'abandonne à elle-même, il est certain que les seules forces de la nature ne sauraient suffire pour la débarrasser du principe morbifique ; et alors, à peine s'est-il écoulé quelques heures que surviennent les accidents les plus graves.

§ IX.

Période de sécrétions. — Ainsi les déjections alvines jusqu'alors composées de matières stercorales plus ou moins liées changent tout-à-coup d'aspect, ce n'est plus qu'un liquide d'abord jaunâtre, bientôt d'un gris blanchâtre, inodore, analogue à une décoction de riz, de gruau, ou à une solution d'amidon plus ou moins épaisse, au milieu de laquelle nagent des flocons ou comme des grumaux mal délayés. La fréquence de ces déjections est parfois excessive, j'ai vu des cas où elles se sont renouvelées soixante ou soixante-dix fois dans l'espace de quelques heures, en même temps les nausées augmentent ; elles sont suivies de hoquets, de vomissements, ceux-ci principalement formés de matières alimentaires contenues dans l'estomac depuis plusieurs heures, quelquefois depuis plusieurs jours, puis les matières vomies deviennent verdâtres, blanchâtres, et analogues à celles des évacuations alvines; ces dernières alternent souvent avec les vomissements, d'autres fois elles s'effectuent en même temps.

Les urines diminuent de plus en plus ; elles présentent presque constamment un état albumineux. Ce fut M. le professeur Rostan qui le premier signala, le 11 mars 1849, la présence de l'albumine dans les urines du deuxième cholérique entré dans les hôpitaux, et qui était arrivé de la veille à l'Hôtel-Dieu, dans son service. Elles finissent par se supprimer complétement et, remarquez-le bien, si elles ne sont pas rendues, c'est qu'en effet il n'en existe plus dans la vessie; c'est que la sécrétion est suspendue, elle est tarie : cependant cette dernière particularité ne serait pas tellement constante qu'elle n'offrît quelques exceptions, ainsi que l'a fait tout récemment remarquer à ses nombreux auditeurs un illustre praticien pour le savoir et la haute expérience duquel nous aurons toujours la vénération la plus profonde. Il résulte, en effet, de plusieurs observations, faites par M. le professeur Rostan, à l'Hôtel-Dieu, que, dans certains cas, l'absence de mixtion n'aurait pas été l'indice certain d'une suppression de la sécrétion urinaire, mais qu'elle paraîtrait résulter d'une sorte de paralysie de la vessie. Ces cas néanmoins sont excessivement rares; toutes les sécrétions étant suspendues, celle des urines doit suivre nécessairement et suit en effet la loi générale. En même temps la langue de blanche qu'elle était devient bleuâtre, ordinairement peu humide, tout-à-fait froide; soif ardente, appétence pour les boissons froides, même glacées. Sensation de brûlure dans la région stomacale; douleur vive dans tout le trajet du tube digestif, accompagnée fréquemment de mouvements convulsifs.

§ X.

Période algide et cyanique. — Le froid devient de plus en plus intense, la surface de presque tout le corps est glaciale; elle offre un aspect marbré d'un bleu noirâtre (cyanose), il en est de même des ongles; une sueur froide, visqueuse, recouvre tout le corps, principalement lorsque la maladie doit avoir une terminaison fatale, et peu de temps avant cette terminaison, les selles et les vomissements sont généralement arrêtés. Les crampes, peu violentes jusqu'à ce moment, augmentent de fréquence et d'intensité; elles siégent principalement dans les membres inférieurs, surtout dans les mollets. Ces crampes, qui se renouvellent toutes les deux ou trois minutes, sont si douloureuses, qu'elles arrachent des cris au malade qui se replie et se roule sur lui-même ; elles sont du reste si visibles sous la peau, qu'elles simulent parfaitement les ondulations de sangsues dans l'eau ; leur durée varie de une à deux minutes, rarement davantage. La face se décompose d'une manière particulière sous l'influence de ces douleurs ; elle devient livide, terreuse, exprime la souffrance et une vive anxiété ; les yeux mornes et abattus, quelquefois brillants, sont enfoncés dans les orbites, de telle sorte que les paupières semblent trop larges pour le volume des yeux ; les pommettes saillantes, les joues déprimées, le nez effilé, froid, les lèvres glacées, pâles et bleuâtres ; en un mot, le facies des cholériques est caractérisé à ce point qu'à lui seul il suffirait pour faire reconnaître la maladie.

§ XI.

Période d'asphyxie. — La respiration s'embarrasse de plus en plus ; elle devient précipitée, saccadée. Le malade, qui se sent oppressé et menacé d'une suffocation imminente, demande de l'air avec les plus vives instances ; l'air qui sort de ses poumons est froid, sans nulle odeur ; sa voix est faible, comme cassée, on l'entend à peine ; le pouls, très concentré, très petit, très difficile à saisir, devient de plus en plus filiforme, bientôt on le sent disparaître, s'évanouir sous le doigt, et le malade s'éteint comme asphyxié. Jusqu'à son dernier moment il a conservé toute sa connaissance, et meurt en comprenant toute l'horreur de sa position.

§ XII.

PRÉDOMINANCES PARTICULIÈRES.

Telle est la marché que l'affection présente le plus communément. Tel est l'ordre dans lequel se développent les divers symptômes qui la caractérisent. Mais il est bien évident que les choses ne se passent pas constamment de la même manière. Tous ces symptômes, on le conçoit, n'offrent pas toujours la même régularité, ni la même intensité. Quelques-uns, en effet, se montrent à peine, tandis que d'autres semblent dominer toute la maladie et lui imprimer une marche spéciale.

a. Les accidents gastriques peuvent ouvrir la scène, alors les nausées et les vomissements présentent une fréquence et une intensité inusitées ; les selles, d'abord stercorales, liquides et jaunâtres, deviennent rapidement semblables à la décoction de riz, et prennent tous les caractères que nous avons exposés plus haut, et le malade peut succomber sans avoir présenté ni crampes, ni céphalalgie, ni cyanose, etc.

Cependant l'affection dans ce cas n'est pas constamment mortelle, bien s'en faut, et des soins bien entendus, administrés avec prudence, peuvent encore sans trop de peine conjurer le mal, arrêter sa marche, et le malade peut recouvrer la santé, mais bien lentement, et en conservant longtemps encore un malaise, une faiblesse générale qui semble lui rappeler le danger qu'il a couru, et lui recommander les plus grandes précautions, heureux lorsqu'il sait s'y soumettre ; sans cela, les accidents ne tarderaient pas à reparaître.

b. Dans d'autres cas, la diarrhée semble à peine exister, les déjections conservent longtemps une coloration jaunâtre ou bilieuse; elles sont peu abondantes, peu fréquentes. Il y a peu ou point de coliques.

Quelques vomissements, mais très rares; soudain, le malade éprouve un tournoiement de tête, une céphalalgie subite; il est comme hébété, sans trop pouvoir se rendre compte de l'état de torpeur, d'engourdissement dans lequel il se trouve plongé. Les crampes le torturent tellement fréquentes et tellement prolongées, qu'à peine lui laissent-elles quelques instants de repos et de calme ; elles se succèdent pour ainsi dire sans interruption.

Ici, il faut bien le dire, le danger est plus grand, plus imminent que dans le cas précédent; bientôt, en effet, le malade arrive au dernier degré de faiblesse et d'épuisement. Alors, comme l'a dit avec tant de raison le professeur Récamier, le contact de la peau donne le même sentiment que celui d'une grenouille sortant de l'eau. Une médication bien appropriée peut encore conjurer l'orage.

c. Enfin le choléra peut exister, et le malade ne présenter ni nausées, ni vomissements, ni diarrhée, c'est le choléra sec de certains auteurs; heureusement il est excessivement rare au milieu de nous. Je dis heureusement, parce qu'il est des plus meurtriers. Il est surtout caractérisé par des crampes d'une violence extrême, dans le dos, les mollets, les avant-bras. La peau des doigts est rétrécie, comme racornie. Ceux-ci sont profondément ridés comme le seraient ceux d'une personne qui aurait tenu toute une journée les mains dans l'eau de savon. La face est profondément altérée, le pouls tout-à-fait imperceptible, l'asphyxie des plus prononcées.

Si dans les deux cas qui précèdent les principes de la vie sont fortement atteints, que dirons-nous de celui-ci? à moins que nous ne reconnaissions qu'il est des plus terribles, que la *mort* en est à peu près toujours la terminaison fatale.

Ces phénomènes caractéristiques du choléra peuvent se succéder sur un même sujet avec une régularité plus ou moins parfaite, et chacun d'eux en particulier, dominant la maladie tout entière, peut entraîner la mort avec rapidité.

§ XIII.

RÉSUMÉ DES SYMPTÔMES.

Si nous cherchons maintenant à résumer la symptomatologie du choléra, nous voyons qu'elle se compose des phénomènes suivants :

Selles fréquentes formées par un liquide jaunâtre, puis blanchâtre, floconneux, véritable décoction de riz ; coliques plus ou moins vives, précédant ou accompagnant les selles ; nausées, vomissements de matières analogues à celles des évacuations alvines. Couleur livide sur presque toute la surface du corps qui est froide, humide, ridée ; face cadavéreuse ; langue froide, glacée ; suppression des urines et de toutes les sécrétions ; crampes violentes dans les membres ; oppression de la respiration ; absence presque complète des mouvements du pouls, anéantissement de tout l'organisme, mort !

§ XIV.

COMPLICATION DU CHOLÉRA.

De toutes les maladies dont la pauvre humanité peut être affectée, il n'en est pas une seule qui jusqu'ici ait paru être un obstacle à l'invasion cholérique. Ainsi la phthisie, la syphilis, le cancer, que plusieurs praticiens, trompés sans doute par quelques faits mal observés, mal interprétés, avaient cru pouvoir regarder comme de véritables préservatifs du choléra, n'ont pas empêché celui-ci de se déclarer, et d'enlever le malade en peu de jours, souvent même en quelques heures.

Ainsi en 1832 les phthisiques, si nombreux dans les grands centres de populations, surtout à Paris, ont été plus atteints que les autres malades, il en a été de même en 1849, et déjà dans les quelques cas qui se sont présentés au milieu de nous, dans l'épidémie actuelle, nous voyons que les malheureux phthisiques sont encore plus souvent et plus gravement frappés que les autres malades. Ainsi à ces trois invasions nous voyons mourir presque tous les phthisiques qui se trouvent dans les hôpitaux, et hâtons-nous d'ajouter qu'en ville, ces malades ne sont pas plus heureux, qu'ils y sont atteints aussi fréquemment et aussi gravement.

Nous devons noter qu'au dire de M. Gendrin, les cancéreux auraient semblé jouir d'une sorte d'immunité. Nous savons que la plupart de nos confrères n'ont pas eu le même bonheur que le médecin de la Pitié; ils ont vu leurs cancéreux tout aussi fréquemment et gravement frappés que les autres malades. L'état de grossesse a toujours été fatal durant l'épidémie cholérique. La femme enceinte qui vient à être atteinte du choléra doit presque constamment s'attendre à une fausse couche, surtout si la grossesse est déjà avancée; rarement, dans ce cas, je l'ai vue marcher sans accidents, alors même que les symptômes cholériques paraissaient des plus légers dès le début.

Rarement le choléra vient compliquer une maladie spéciale. Des sujets atteints de variole, de rougeole, de scarlatine, ont pu traverser l'épidémie sans en être affectés tant que durait leur maladie; mais ils pouvaient en être pris pendant la convalescence.

Cette remarque, à laquelle nous attachons une très haute importance, parce que, à notre point de vue, elle nous guide puissamment dans l'étiologie du choléra, n'a pas été faite seulement par nous, M. Gendrin et avec lui plusieurs praticiens distingués avaient déjà constaté et signalé cette particularité.

Les maladies chroniques éprouvent une exaspération fâcheuse; mais pourtant on cite des cas, bien rares il est vrai, où le malade souffrant depuis longtemps d'une affection chronique, venant à être pris du choléra, a vu s'amender et même disparaître son état chronique antécédent, sous l'influence de l'état cholérique ou de la réaction plus ou moins vive qui se montre à sa suite.

Ainsi, il y a en ce moment à l'Hôtel-Dieu, service de M. Rostan, une femme phthisique au dernier degré, laquelle vient d'être atteinte d'une attaque de choléra très grave, à laquelle tout faisait supposer qu'elle allait succomber; eh bien! non-seulement elle a guéri de son choléra, mais encore elle se trouve beaucoup mieux, sous le rapport des symptômes phthisiques.

Dans les salles du même professeur est couché un jeune homme entré à l'hôpital pour un phlegmon de la région iliaque, dont le pronostic ne laissait pas que d'inspirer des inquiétudes sérieuses; une attaque de choléra intense survient, et voilà que le phlegmon est complétement résolu; on n'en trouve plus aucune trace. Enfin, un troisième exemple, non moins frappant que les deux autres, vient démontrer d'une manière bien évidente l'influence, quelquefois des plus heureuses, du choléra sur la marche de maladies préexistantes. En 1849, une jeune dame, à la suite d'une vive inquiétude, tomba paraplégique. Les traitements les plus énergiques restèrent sans effet; loin de diminuer, la paraplégie, faisant incessamment de nouveaux progrès, menaçait de devenir bientôt générale, lorsque survint une attaque de choléra, avec des symptômes d'une extrême gravité. La malade guérit de son choléra, et à mesure qu'elle avançait dans la convalescence, la paraplégie diminuait graduellement, et elle finit par guérir tout à la fois et du choléra et de la paraplégie.

Nous pensons donc que nulle maladie n'est de nature à s'opposer à l'invasion du choléra. Mais, d'autre part aussi, cette affection a une marche si rapide, ses symptômes sont si violents, sa terminaison si prompte, que nulle autre affection ne saurait venir se joindre à elle, de manière que les symptômes de l'une et de l'autre marchassent ensemble ; de telle sorte que s'il est vrai de dire que nulle affection ne préserve du choléra, celui-ci ne peut être compliqué d'aucune d'elles.

§ XV.

PRONOSTIC.

Plusieurs conditions doivent nécessairement modifier le pronostic de cette cruelle maladie. Ainsi les sujets jeunes et bien portants au moment de l'invasion ; ceux qui ne sont affaiblis par aucune affection antérieure ; les personnes soumises à une sage hygiène ; celles dont le moral ne se laisse pas affecter facilement, qui conservent, au contraire, tout leur calme et leur sang-froid, ont évidemment les plus grandes chances possibles de guérison ; pourvu surtout que les moyens soient employés à propos et d'une manière convenable. Nous pouvons en dire autant de celles qui ne présentent encore qu'un peu de diarrhée, qu'une cholérine, comme on l'appelle habituellement, et qui cette année se montre si fréquente à Paris.

Mais il n'en est plus de même si le sujet est déjà débilité par l'âge ou par quelque maladie antérieure ; s'il est d'un caractère pusillanime, facile à s'effrayer, s'il y a cyanose et surtout menace d'asphyxie, une médication prompte et intelligente peut encore bien souvent conjurer l'orage, mais déjà le succès est moins certain, il est plus que douteux.

CHAPITRE III.

§ XVI.

MARCHE DE L'ÉPIDÉMIE GÉNÉRALE.

Il est un fait digne de remarque et dont tout le monde a pu constater l'exactitude, c'est que, dans chacune de ses deux invasions, l'épidémie a présenté comme deux périodes bien distinctes ; ainsi en 1832, elle frappa sept malades le premier jour de son apparition à Paris (25 mars). A peine quelques jours se sont écoulés que déjà les hôpitaux sont encombrés de malades ; l'administration des pompes funèbres ne peut plus suffire à ses nombreuses demandes, elle succombe à sa rude besogne pour laquelle elle se voit forcée de s'adjoindre de nombreux auxiliaires ; puis le fléau va se ralentissant à tel point que, vers le commencement de juin, on le croit tout-à-fait parti ; mais vers la fin du même mois de juin, il reparaît avec une nouvelle intensité et fait encore de nombreuses victimes jusqu'au 1ᵉʳ septembre ; alors enfin, Paris en est délivré d'une manière définitive.

En 1849, la même particularité a lieu, la marche du choléra est alors à peu de chose près ce qu'elle avait été en 1832 ; c'est encore dans le mois de mars·

qu'elle se déclara à Paris. Le premier cholérique reçu dans les hôpitaux le fut le 10 mars à l'Hôtel-Dieu. D'abord le nombre des invasions fut peu considérable, mais leur gravité fut extrême. Vers le mois de mai l'épidémie redouble d'intensité, et, le 11 juin, elle a acquis son sommum d'acuité. Dans le seul quartier Saint-Marcel nous constatons 608 cas dans une seule journée, celle qui précéda le fameux orage du 11 au 12 juin. Dès le lendemain nous remarquons une diminution extraordinaire ; cette diminution se maintient les jours suivants et le nombre des invasions va en diminuant de jour en jour ; le 4 juillet ce nombre est si faible que les bureaux de secours créés par l'autorité dans les divers quartiers de Paris sont fermés et supprimés.

La manière dont se présente cette fois encore la maladie dont nous parlons nous porte à penser qu'elle agira comme dans les deux épidémies précédentes ; ainsi, depuis le milieu de septembre, époque où les premiers cas se sont déclarés à Paris, jusqu'au milieu de novembre, c'est à peine si la moyenne dans les hôpitaux s'était élevée à dix ou douze par jour. A partir de cette époque, les cas d'invasion augmentent sensiblement et s'élèvent chaque jour à une moyenne de 35. Le 10 octobre cette moyenne atteint le chiffre de 47.

Dès ce moment une diminution sensible commence, et le 15 janvier le nombre des cas nouveaux est si faible, qu'on se demande s'il est vrai que le choléra soit encore à Paris. En ville il en est absolument de même.

Mais si l'épidémie a frappé rarement jusqu'à ce jour, les coups qu'elle a portés n'en ont été que plus terribles. Ainsi sur 968 cas déclarés dans l'intérieur des hôpitaux ou venus du dehors, 440 ont succombé, ce qui donne une mortalité de 45 0⁄0 environ. Quoique la mortalité ait été beaucoup plus faible

en ville, elle n'en a pas moins été encore très considérable.

Ainsi donc, jusqu'ici l'épidémie actuelle a présenté
une première période non moins meurtrière que la
première période des épidémies précédente. Comme
elle, sa fureur semble en ce moment s'apaiser ; pou-
vons-nous espérer qu'elle va disparaître définitivement? Je ne le pense pas. Nous devons, je crois,
bien plutôt nous attendre à la voir reparaître après un
temps d'arrêt qui sera probablement d'une durée peu
considérable ; Dieu veuille qu'alors le terrible fléau ne
prenne pas sa revanche et qu'il ne se dédommage pas
des ravages qu'il n'a pu exercer jusqu'ici !.....

§ XVII.

Il est encore une remarque que nous ne pouvons
passer sous silence, c'est que, comme les grandes
calamités, le choléra semble s'annoncer longtemps à
l'avance par certains signes précurseurs. Ainsi bien
avant qu'il ait paru, soit à Paris, soit à Londres, on
a vu dans ces deux villes les affections gastro-intesti-
nales augmenter de fréquence et révéler des caractères d'une gravité inconnue jusqu'alors ; les affections
bilieuses, diarrhéiques, jusque-là assez légères et peu
tenaces, devenaient tout-à-coup intenses et d'une téna-
cité extraordinaire, et ces affections ne se montraient
pas seulement chez les sujets qui étaient menacés du
choléra, elles frappaient un grand nombre de personnes qui jouissaient habituellement d'une santé parfaite ; chez quelques autres personnes d'une santé déli-
cate, quoique bonne généralement, on remarquait un
malaise général, avec perte d'appétit, accompagné
d'une inquiétude que rien ne semblait justifier ; en
même temps que les affections gastriques étaient plus
nombreuses, plus tenaces, les grippes, les coquelu-
ches étaient plus fréquentes et plus pénibles que dans

les autres époques; on eût dit que le génie épidémique exerçait déjà de loin sa terrible influence.

§ XVIII.

MARCHE PARTICULIÈRE DE L'ÉPIDÉMIE.

Si nous examinons maintenant l'épidémie dans sa
marche particulière, nous voyons qu'avant d'attaquer
le sujet qu'elle doit frapper, elle semble également
s'annoncer par des signes précurseurs. Parmi ces
signes, le plus fréquent, nous l'avons vu, est cette
diarrhée à laquelle tous les praticiens ont attaché une
si haute importance.

Nous venons de voir que généralement l'épidémie,
d'abord rapide, semble s'arrêter quelque temps pour
marcher ensuite avec une nouvelle rapidité; il n'en
est pas ainsi de l'épidémie particulière, sa marche
est continue, et une fois les accidents prononcés, ils
vont en s'aggravant promptement, et le malade peut
succomber dans l'espace de quelques heures. Rarement il s'écoule au-delà de trois à quatre jours entre
l'invasion proprement dite et la terminaison, surtout
lorsque celle-ci doit être funeste.

§ XIX.

NATURE, CAUSE ET SIÉGE DU CHOLÉRA.

La plupart des auteurs qui se sont occupés de cette
épidémie, comprenant toutes les difficultés qu'elle
présentait, voyant que toutes les investigations, toutes les analyses restaient complétement muettes,
voyant des observations nouvelles infirmer ce qu'a-
vaient donné des observations anciennes, et que tous
leurs efforts, toutes leurs recherches n'éclairaient

en rien sur la cause, la nature de ce terrible fléau, pas plus que sur son siége ; persuadés de leur impuissance, se sont bornés généralement à en décrire les symptômes, les effets, tout en faisant connaître la marche qu'elle avait suivie, et signalant quelques circonstances particulières qui semblaient influencer cette marche d'une manière plus spéciale.

Quelques-uns, plus hardis que leurs confrères, ont voulu à tout prix assigner une cause plus ou moins appréciable à l'épidémie, et dès lors, on a vu surgir une foule de théories plus erronées les unes que les autres ; théories qui, il faut bien le dire, ne prouvent réellement qu'une chose, savoir : la grande facilité de l'esprit humain à se laisser entraîner à l'erreur, surtout lorsqu'il prend pour guide son orgueil, et pour but la satisfaction de son amour-propre !

Ainsi, M. Robert Latour assigne pour cause au choléra un aérolithe tombé dans sa cour.

Le professeur Broussais pense que le règne prolongé des vents secs de l'est, contrastant avec la chaleur solaire, est de nature à produire la maladie.

M. Fourcault a cru en trouver la source dans une diminution de l'électricité atmosphérique.

M. le docteur Giacomini, de Padoue, l'attribue à quelque perturbation particulière et inexpliquée de l'atmosphère.

MM. Reich et Dubreuil, professeurs à la faculté de Montpellier, regardent le choléra comme produit par des miasmes (*semina*) d'un ordre particulier.

Dans les savantes leçons qu'il vient de faire à l'hôpital de la Pitié, le professeur Gendrin pense que l'épidémie cholérique est causée par l'introduction dans l'organisme d'un ferment, puisé il ne sait *où*, et dont la cause nous échappe complétement.

Des hommes politiques, considérant les bouleversements survenus dans les événements, ont voulu que le choléra ne fût que le résultat de cette perturbation qui ébranle le monde depuis plus d'un demi-siècle.

Quelques esprits forts, qui se croient plus perspicaces que tous les autres, ne craignent pas, dans leur *profonde sagesse*, d'y voir un de ces fléaux salutaires, remplaçant les émigrations périodiques, et qui servent ainsi à décimer les populations trop nombreuses, leur enlevant le trop plein pour permettre au reste de vivre : comme si Dieu qui permet à l'homme de naître n'avait pas le pouvoir de lui donner les moyens nécessaires à son existence !

Des âmes éminemment chrétiennes, nourries de l'esprit des saintes Ecritures, n'ont pu voir, sans gémir dans le fond de leur cœur, l'espèce de vertige dans lequel le scepticisme et la démoralisation, qui en est l'affreux acolyte, ont entraîné la pauvre humanité, et pour ces âmes le choléra est une de ces punitions célestes qui viennent frapper l'humanité à certaines époques, pour lui faire comprendre la fragilité de sa nature, lui rappeler sa faiblesse, souvent même la punir de ses désordres et de ses égarements.

§ XX.

LE CHOLÉRA EST UNE MALADIE SPÉCIALE.

Si jusqu'à ce jour il a été à peu près impossible de connaître la cause et la nature du choléra, la science, il faut bien l'avouer, n'est pas beaucoup plus avancée relativement au siége de cette maladie.

Ainsi, Cullen place ce siége dans le système nerveux ; le docteur Geoffroy, dans les muqueuses du tube digestif. MM. de Laberge et Moneret, dans les nerfs du tube gastro-intestinal ; Giacomini, dans le tissu du système veineux.

Pour M. Double , rapporteur de la commission nommée en 1832, le choléra est une affection spéciale, compliquée, complexe, formée par une altération profonde de l'innervation générale, unie à un mode particulier d'affection catarrhale de la muqueuse gastro-intestinale.

Soyons franc, pourquoi dissimulerions-nous? Toutes ces théories, toutes ces hypothèses ne démontrent absolument rien , si ce n'est l'imperfection de nos connaissances, et l'insuffisance de nos moyens d'investigation. Mais tout esprit peu habitué à se laisser éblouir par des phrases brillantes, et le plus souvent inintelligibles, même pour celui qui les emploie, ne peut se contenter de toutes ces explications qui expliquent peu de chose , de toutes ces définitions qui ne définissent absolument rien.

§ XXI.

Si l'on veut se faire une idée aussi exacte que possible sur un point quelconque de l'art de guérir, il faut certainement tenir grand compte des faits observés par ceux qui ont traité la même matière ; mais il faut bien se garder d'accepter tous ces faits aveuglément, indistinctement, sans se préoccuper de ceux qui les ont constatés, de l'esprit qui a présidé à leur exposition, du but auquel ils ont été appelés à concourir. Ce n'est pas à tort qu'un confrère distingué a avancé que bien souvent la différence des observations tient à la différence des observateurs. M. Foucard aurait pu dire avec non moins de raison, que la variété des interprétations d'un même fait tient à la variété du but que s'est proposé celui qui l'a observé.

Je crois donc que, pour se prémunir contre toute influence de nature à nous écarter du point que nous voulons éclaircir, il faut avant tout examiner le fait en lui-même, sans tenir nul compte des réflexions auxquelles il a pu donner lieu, ni des explications dont il se trouve accompagné ; surtout laisser complétement de côté les déductions qu'on a cru devoir en tirer. Chaque observation, chaque fait pris dans ces conditions, et dépouillé de ce qui n'est pas lui, apporte d'une manière nette et précise sa valeur propre parfaitement définie ; libre ensuite à chacun de le placer de telle manière qu'il acquière une valeur relative à l'importance qu'il présente pour l'examen de la question qu'il s'agit de résoudre, ou du point qu'il s'agit d'éclaircir.

Si, partant de ce principe, nous examinons cette question si débattue de la nature du choléra, il nous sera facile de nous convaincre que cette maladie, la plus invariable qui existe, se rapporte évidemment à une cause spécifique, constitue une maladie spéciale s'il en fut jamais.

a. En effet, si nous considérons que sa forme est toujours restée fixe, invariable, toujours identique depuis celle que nous trouvons dans les écrits les plus anciens jusqu'à celle dont nous avons été et sommes journellement témoins nous-mêmes, que cette forme s'est retrouvée sans aucune altération dans tous les pays, sous tous les climats, depuis les contrées les plus reculées jusqu'au milieu de nous, que toujours elle s'est présentée avec les mêmes caractères, avec les mêmes symptômes ;

b. Si nous considérons que jamais le choléra n'attaque *deux fois* le même sujet ; que du moins les exceptions sont tellement rares, que plusieurs praticiens affirment n'en avoir jamais vu ; que, si cela s'est rencontré, il a fallu que le sujet se trouvât dans les conditions les plus fâcheuses, témoin le jeune homme signalé ces jours derniers par le professeur

Rostan , lequel jeune homme , à peine convalescent d'une attaque de choléra pour laquelle il avait été traité à l'Hôtel-Dieu, sortit de cet hôpital parce qu'on lui refusait des aliments qui eussent été prématurés; si tôt arrivé chez lui, il se mit à manger, eut une indigestion et, le surlendemain de sa sortie, on le ramena à l'hôpital dans un état algide et avec tous les symptômes d'une deuxième attaque de choléra ;

c. Si l'on envisage que jamais on n'a vu un cas de maladie spéciale compliquée par le choléra, que cette affection peut bien succéder aux maladies à principes spécifiques, mais ne s'y associe jamais ;

d. Si nous considérons que, sous le climat de Paris, comme sous le climat de Londres, de Saint-Péters-bourg, etc., quels qu'aient été le degré de la tempé-rature et la direction des vents, le choléra ne paraît pas y avoir trouvé une cause de relâche ou d'activité ; que son mode d'action paraît avoir été tout-à-fait in-dépendant des variations de l'atmosphère ; que les mêmes faits auraient été observés en Danemark , Suède et Norwége, etc.

e. Si nous considérons que c'est en vain qu'on a voulu établir une sorte de relation entre sa propaga-tion et le cours des fleuves ou des rivières ; que cette relation est purement hypothétique et repoussée par toutes les observations faites avec soin ;

Que lorsqu'on cite les environs de la Bièvre, on oublie de rappeler que les habitations assises sur les bords de cette rivière sont peut-être celles de tout Paris qui réunissent les causes les plus nombreuses et les plus profondes d'insalubrité ; que la population qui les occupe est sans contredit la plus pauvre, la plus misérable de la capitale et vivant dans les conditions hygiéniques les plus fâcheuses ; que du reste Mont-martre, placé sur le point le plus élevé de Paris, a été on ne peut plus maltraité dans l'épidémie de 1849;

que cette année, le plateau du Panthéon, la rue d'Enfer, le milieu de la rue Saint-Jacques, les rues Saint-Étienne-des-Grès, des Cordiers, etc., ont déjà présenté des cas assez nombreux, quoique ces localités se trouvent évidemment dans de bonnes conditions hygiéniques ;

f. Que si l'on considère la marche qu'il a suivie pour venir jusqu'à nous, soit en 1832 et 1849, soit cette année, nous ne pouvons nous empêcher de reconnaître qu'il semble soumis à quelque loi jusqu'alors inconnue qui le fait naître et se développer ; puis qui le pousse ou le circonscrit pour ainsi dire à peu près constamment dans les mêmes lieux, en sorte qu'il suffit qu'une localité ait déjà été frappée une première fois, pour que si l'épidémie reparaît cette localité doive s'attendre à être frappée de nouveau.

§ XXII.

De toutes ces considérations, de toutes ces observations, il ressort cette déduction qui nous semble incontestable, savoir que le choléra tient à une cause spécifique, comme la peste, comme la fièvre jaune, la fièvre des marais, etc.

Si maintenant nous remarquons que déjà depuis plusieurs années, le règne végétal paraît, lui aussi, frappé par un agent désorganisateur qui s'attaque successivement à plusieurs espèces végétales, qu'il frappe aussi suivant une loi que nul n'a pu encore découvrir, mais que le principe délétère, après avoir semblé vouloir se renfermer dans certaine contrée dont il ne paraissait pas pouvoir franchir les limites, a tout-à-coup fait invasion dans des contrées qu'il avait respectées jusque-là, et que bientôt, étendant ses ravages, non pas de proche en proche, mais par

bonds et par sauts, il a semé la désolation dans presque tous nos départements ;

En voyant jusqu'ici échouer toutes les ressources de
l'art et de la science contre le principe qui brise si
rapidement tous les ressorts de notre existence, comme
contre le principe qui désorganise d'une manière si
terrible plusieurs êtres du règne végétal, on ne peut
s'empêcher de voir entre ces deux principes une
corrélation, une communauté d'action, qui ne peut
provenir que d'une communauté d'origne.

§ XXIII.

Quant à la cause première, quant à l'essence de ce
principe destructeur, elle a échappé et échappera
probablement longtemps encore à toutes nos investigations. Cette cause, comme celle de toutes nos maladies essentielles, se trouve placée dans une sphère
dans laquelle notre faible intelligence ferait de vains
efforts pour pénétrer. Celui-là *seul* la connaît qui en
a frappé notre pauvre humanité...

Mais, si nous ne pouvons découvrir cette cause inconnue, ce το Θέίον d'Hippocrate, ce n'est pas une raison pour ne pas découvrir le spécifique capable de
paralyser, de détruire les effets de cet agent toxique;
ce spécifique, pour n'être pas encore trouvé, n'en est
pas par cela même introuvable. Quel est le médecin
qui possède le secret du virus varioleux, du virus
syphilitique? quel est le médecin qui connaît le principe de la fièvre intermittente?... Et pourtant l'écorce
du Pérou triomphe de la fièvre paludéenne, le mer-
cure détruit la syphilis, le vaccin préserve de la variole : pourquoi n'existerait-il pas une substance
minérale, végétale ou animale, capable de détruire le
principe cholérique? Lorsque la Providence envoie au
genre humain une affection nouvelle, elle place tou-

jours le remède non loin du mal. Seulement elle laisse à l'homme le soin de découvrir ce remède. C'est ici que l'on doit se rappeler sans cesse ces paroles du divin Maître : *Quœrite et invenietis.*

§ XXIV.

INCERTITUDE DES CARACTÈRES ANATOMIQUES.

C'est en vain qu'on a cherché à découvrir sur les cadavres des cholériques des signes à l'aide desquels il fût possible de caractériser ce genre de mort. De nombreuses autopsies ont été pratiquées et cela après une mort rapide, comme après un décès arrivé plus lentement. Les cadavres ont été examinés avec la plus scrupuleuse attention, tous les organes ont été interrogés par nos plus grands maîtres et avec la plus grande minutie ; et les cadavres sont restés muets dans tous les pays, dans tous les climats, à toutes les époques de l'épidémie ; les investigations de cette nature ont toujours donné le même résultat, c'est-à-dire zéro!...

Comment, en effet, regarder comme lésions caractéristiques du choléra, des lésions propres à presque toutes les affections, des lésions qu'on trouve sur presque tous les cadavres, quelle que soit la maladie qui ait entraîné la mort? Certains auteurs se sont plu à signaler et à décrire avec un soin minutieux une injection générale des intestins, de petits boutons en nombre infini qu'ils ont cru avoir reconnus dans tout le tube intestinal surtout à la fin de l'intestin grêle ; enfin un peu d'hypertrophie dans les valvules conniventes, ainsi qu'une myriade de petits flocons blanchâtres renfermés dans le liquide contenu dans les intestins.

Mais d'abord MM. **Serres** et **Nonat**, qui les preniers ont éveillé l'attention sur ce qu'ils ont appelé psorentérie cholérique, ne l'ont pas rencontrée constamment; tous ceux de leurs confrères qui l'ont cherchée n'ont pas été, il s'en faut, aussi heureux, et ceux qui ont eu le bonheur de la découvrir semblent être en bien petit nombre et sont loin d'être bien convaincus de son existence. On dirait qu'ils craignent d'être les jouets de leur imagination, et paraissent avoir sans cesse présente à l'esprit l'histoire de l'illustre anatomiste qui avouait un jour, avec humilité, avoir décrit et montré à ses élèves, avec un soin minutieux, un filet nerveux que lui-même n'avait jamais eu le bonheur d'apercevoir, et dont l'existence lui semblait loin d'être prouvée.

Ne soyons pourtant pas trop exclusif, et disons qu'il est un caractère particulier aux cadavres des cholériques. Ce caractère que l'on retrouve constamment, c'est la persistance de la température qu'avait le corps au moment de la mort, température très inférieure, il est vrai, à la température normale, mais plus élevée que n'est habituellement celle des cadavres morts de toute autre maladie. Nous avons remarqué aussi que ces cadavres ne se putréfient que très lentement.

Enfin, chez la plupart des sujets morts récemment, le sang est épaissi, visqueux et rappelle assez bien par son aspect, sa consistance et sa couleur, la gelée de groseille à laquelle on l'a si souvent comparé.

Mais en admettant que ces caractères soient aussi constants que possible, qu'ils ne se rencontrent que sur les cadavres des cholériques seuls, quelle sera l'utilité de leur découverte, quelles inductions, quelles lumières fourniront-ils pour l'étiologie de cette cruelle affection ou pour la thérapeutique à employer?... Evidemment aucune.

CHAPITRE IV.

—

§ XXV.

DU TRAITEMENT GÉNÉRAL.

D'abord, sachons-le bien, la frayeur qu'inspire le mot choléra est une des conditions les plus fâcheuses qui puissent se rencontrer dans l'épidémie cholérique, par l'espèce de torpeur et d'anéantissement dont elle frappe les principes mêmes de la vie. S'il en est ainsi, et personne n'oserait le contester, on comprend combien il importe de ne pas se laisser effrayer et de conserver ce calme, cette tranquillité d'âme qui est une des conditions les plus propres à empêcher le développement des symptômes graves et en même temps des plus favorables au succès des moyens mis en usage pour combattre ces symptômes, quand une fois ils se sont déclarés.

Du reste, si jusqu'à ce jour nous nous sommes sentis glacés de frayeur au nom seul d'un monstre qui semblait se jouer de toutes les combinaisons, éluder tous les efforts, briser toutes les entraves, triompher de tous les obstacles et semer partout la consternation, le deuil et la mort, aujourd'hui il ne saurait plus en être tout-à-fait de même; le monstre, en effet, semble avoir perdu de sa puissance et de son énergie. Il est bien resté aussi inconnu que par le passé; chaque victime qu'il touche est bien comme toujours une victime vouée à une mort à peu près certaine ; mais ce qui dénonce un commencement de faiblesse, ce qui présage sans doute sa défaite future, c'est qu'il n'arrive plus à l'improviste, c'est qu'il est pour ainsi dire forcé de se faire annoncer, et que dès lors on se trouve prévenu qu'il ne dépend plus que de nous de faire bonne garde, de nous tenir sur le qui-vive et d'attaquer vigoureusement et hardiment l'ennemi dès qu'il fait mine de vouloir paraître. C'est qu'alors il ne dépend que de nous d'arrêter ses premiers symptômes aussitôt qu'ils se rencontrent.

Ce qui doit dissiper notre frayeur, nous rendre notre courage, c'est que pour être sûr de la victoire il suffit de frapper d'une main rapide et assurée. Malheur à celui qui hésite ! trois fois malheur à celui qui tremble ! car nulle force humaine ne l'arrachera à la mort qui le menace. Celui qui a peur est un homme perdu.

§ XXVI.

LES SYMPTÔMES LES PLUS LÉGERS PEUVENT DEVENIR MORTELS.

Lorsque l'affection se présente avec des caractères légers, on est généralement porté à s'en préoccuper très médiocrement, parfois même on ne s'en occupe pas du tout. Cependant, simple ou compliqué, grave ou léger, le choléra, abandonné aux seules ressources de la nature, est à peu près constamment mortel. Aussi, si légers que semblent de prime-abord ses symptômes, ne vous laissez pas abuser, ne soyez pas trop confiant dans les signes même les plus rassurants ; cette sécurité pourrait être des plus funestes. L'expérience journalière est là pour le prouver ; elle nous montre que presque tous ceux qui se sont abandonnés à cette trompeuse assurance ont payé chèrement, souvent même de leur vie, leur incurie et leur négligence.

§ XXVII.

LES SYMPTÔMES LES PLUS GRAVES PEUVENT CÉDER A UNE BONNE MÉDICATION.

D'un autre côté, combien de fois nous avons vu des soins bien entendus, donnés à propos, changer complétement l'aspect de la maladie et arracher le patient à une mort qui semblait inévitable.

Ainsi, que la langue soit glacée, bleuâtre, la peau livide, le pouls imperceptible, les urines suspendues, les selles liquides, blanchâtres, incessantes ; qu'il en soit de même des vomissements, que la face soit cadavérique, que les crampes torturent le malade, ne vous laissez pas décourager, mais agissez promptement, agissez avec prudence et persévérance. La situation est des plus graves, le danger des plus imminents ; maîtrisez cette situation, conjurez ce danger : le salut de votre malade est entre vos mains, c'est à vous, c'est à votre prudence à l'assurer. Surtout qu'il puise dans vos regards ce calme et cette confiance qui seront des auxiliaires si puissants pour vous aider dans le succès des moyens que vous allez mettre en usage.

§ XXVIII.

DE LA RÉACTION.

Tous les malades atteints du choléra ou même seulement de ses symptômes prodromiques ne présentent pas nécessairement, ainsi que nous l'avons vu, tous ces symptômes réunis ; et ceux-ci même, lorsqu'ils se rencontrent, n'ont pas toujours la même intensité. Il n'en est pas moins vrai que dans tous les cas les sujets malades, quel que soit le degré de gravité qu'ils aient présenté, ne passent jamais immédia-

tement de l'état de malaise, de souffrance, à l'état de
bien-être et de santé parfaite. Il est un état intermé-
diaire qu'ils doivent franchir et qu'on appelle état de
réaction.

Celle-ci, on le conçoit, sera et devra toujours être
proportionnée à l'intensité des symptômes et à la
gravité qu'aura présentée la maladie.

Quoique la réaction qui se montre à la suite d'un
choléra léger n'offre en général aucune gravité, il
est bien cependant de la surveiller pour éviter les accidents qui pourraient survenir à la plus petite imprudence du malade, et c'est précisément dans cette
période réactionnelle que celui-ci est le plus porté
às'écarter des règles de la prudence et d'une sage
hygiène.

Tous les praticiens ont constaté que bien des malades qui avaient franchi heureusement tous les accidents cholériques, même offrant une certaine gravité,
ont succombé dans la période de réaction : c'est le
bâtiment qui, après avoir échappé aux dangers d'une
affreuse tempête, vient échouer au port.

Il faut donc surveiller avec le plus grand soin la
marche de cette réaction ; surtout si le malade porte
déjà quelque maladie chronique. Celle-ci aura pu
être enrayée par le choléra, mais elle reprendra bientôt sa marche, et si vous n'y prenez garde, elle
pourra conduire rapidement le malade à la mort.

§ XXIX.

Lorsue vous serez assez heureux pour voir les
symptômes graves s'amender, l'état devenir plus rassurant, gardez-vous de suspendre vos soins, ne se-
rait-ce que pendant quelques instants ; tout serait
bientôt perdu, et votre imprudence coupable amène-
rait bientôt une rechute terrible, souvent même la

mort. Malheureusement l'exactitude de pareils faits ne s'est vérifiée que trop souvent et se vérifie encore chaque jour au milieu de nous.

§ XXX.

SIGNES FAVORABLES.

On peut compter sur le retour à la santé, lorsque les selles et les vomissements deviennent de plus en plus rares et finissent par cesser tout-à-fait; lorsque les urines reparaissent, qu'il en est de même de la bile et de la salive; que les crampes se dissipent peu à peu, que le pouls reparaît, la prostration diminue ainsi que l'anxiété, et la gêne dans la respiration ; qu'en même temps la peau se réchauffe peu à peu et se couvre d'une légère moiteur ; l'état de fatigue diminue et le bien-être commence à renaître au fur et à mesure que s'évanouissent l'engourdissement des membres et la faiblesse générale. Enfin, un sommeil long et réparateur vient rendre une grande partie de ses forces au pauvre malade, et annonce une bonne et franche convalescence.

§ XXXI.

SIGNES FACHEUX.

Mais lorsque la maladie doit avoir une terminaison funeste, au lieu de s'amender, les symptômes s'aggravent. Ainsi, les selles, les vomissements deviennent à peu près continus pour cesser du reste tout-à-fait quelque temps avant le moment fatal. Le pouls va s'affaiblissant de plus en plus jusqu'à ce qu'il soit devenu complétement insensible ; alors survient la cyanose, principalement dans la région abdominale et aux plis des membres. Les yeux se creusent de plus en plus, la face exprime la souffrance et l'angoisse, elle est tout-à-fait cadavérique. L'intelligence, qui s'était soutenue à peu près complète jusqu'à ce moment, s'évanouit, et le malade s'éteint tout-à-coup.

Avant de succomber, le cholérique présente une physionomie vraiment caractéristique, mais tout change d'aspect après la mort. Alors, en effet, les traits de la figure sont ordinairement calmes, et cette frappante opposition a fait dire que dans le choléra les *vivants ressemblent aux morts, et les morts aux vivants.*

Enfin, et comme conclusion, la maladie laisse très souvent à sa suite des convalescences lentes et pénibles ; les malades ne se remettent qu'avec les plus grandes précautions et après un temps plus ou moins long. Je connais une religieuse qui, ayant été atteinte du choléra en 1832, est restée depuis lors d'une santé chancelante, et souvent elle me répète qu'elle sent bien que jamais elle ne se rétablira complétement.

D'autres fois, on voit des maladies chroniques reprendre leur marche que l'invasion cholérique n'avait fait que suspendre. C'est ainsi que l'entérite, la gastrite, la fièvre typhoïde, succèdent même quelquefois, pour ne pas dire fréquemment, à l'épidémie cholérique, et compromettent plus ou moins gravement la vie du pauvre malade.

Jusqu'à ce jour, de toutes les maladies consécutives au choléra, la plus fréquente, sans contredit, comme aussi la plus meurtrière, a été la *suette* miliaire qui, en 1849 surtout, s'est montrée d'une manière épidémique soit à Paris, soit dans plusieurs départements où elle a fait périr un grand nombre de malheureux, dont la plupart avaient présenté des accidents cholériques plus ou moins graves.

§ XXXII.

Tous les praticiens qui ont eu à donner des soins aux cholériques, soit en ville, soit dans les hôpitaux, ont attaché la plus haute importance aux accidents prodromiques, c'est-à-dire à cette diarrhée plus ou moins abondante qui, sans être encore le choléra, en est l'avant-coureur le plus sûr, le plus constant. Tous les hommes de l'art se sont accordés à attaquer ces accidents dès leur apparition, et à les combattre avec énergie. C'est que tous ils ont compris que cette indisposition, en apparence si légère, était comme une première attaque d'un ennemi encore invisible, mais qui ne tarderait pas à se montrer terrible et implacable, si l'on était assez imprudent pour négliger ce premier avertissement, et assez malheureux pour ne pas l'arrêter immédiatement.

C'est que tous ils ont compris que du succès de cette première lutte allait dépendre le succès de la lutte acharnée qu'on aurait bientôt à soutenir contre le monstre le plus redouté et le plus redoutable qui ait jamais menacé l'humanité tout entière.

Nos confrères d'outre-Manche nous ont, du reste, montré l'exemple. Lisez les nombreux rapports publiés par le *Registrar's-Office*, vous y verrez avec quel zèle, avec quelle ardeur, avec quels soins ils se sont appliqués à rechercher, à deviner pour ainsi dire ces premiers accidents gastriques. Vous y verrez avec quel empressement, avec quelle entente parfaite, ils se sont attachés à les combattre, avec quelle constance, avec quelle tenacité ils se sont acharnés à les surprendre, à les arrêter, à les dissiper, à les détruire complétement; aussi comparez les résultats admirables qu'ils ont obtenus cette année avec ceux qu'a-

vaient donnés les épidémies de 1831 et 1848, et vous
verrez ce que peuvent produire de salutaire et d'heureux de sages mesures prises à propos et appliquées
avec prudence et intelligence.

Des mesures analogues viennent d'être prises à
Paris avec un empressement qui prouve combien est
vive la sollicitude de l'autorité pour la santé publique.
Espérons que cette prévoyance produira de bons résultats, et ce qui se passe sous nos yeux depuis le
commencement de l'épidémie nous autorise à espérer que nous ne serons pas trompés dans notre at-
tente.

Mais, ne l'oublions pas, ce ne sont là que des mesures préventives; elles ont pour but de rechercher
les causes de propagation, de les amoindrir et même
de les détruire, s'il est possible, et de dénoncer les
signes précurseurs de l'invasion cholérique. Il ne
suffit pas de signaler l'importance de ces signes prodromiques, il ne suffit pas de constater l'influence
décisive que la diarrhée et les accidents gastriques
peuvent exercer sur le développement ultérieur et la
marche de l'épidémie : il faut surtout combattre ces
accidents, il faut en triompher à tout prix.

Si nous examinons les moyens qui ont été mis en
usage pour arriver à cet heureux résultat, nous voyons
bientôt que tous sont loin de jouir des propriétés essentielles que se sont plu à leur prêter ceux qui les
ont fait connaître. Pourtant il en est un petit nombre
qui ont déjà fait leur preuve, et auxquels on nesau-
rait refuser une efficacité plus certaine et plus constante.

Nous nous bornerons à signaler ceux que nous
avons vu employer et réussir.

§ XXXIII.

Lorsqu'on est appelé dès le début de la diarrhée § V,

ou peu de temps après, s'il n'y a encore ni éructations ni nausées, il suffit de faire coucher immédiatement le malade dans un lit bien chaud, où on le couvre d'une manière convenable. Puis on lui donne à boire, de demi-heure en demi-heure, un bol d'infusion chaude de fleurs de camomille romaine ou de fleurs de tilleul, ou bien de thé léger, jusqu'à l'établissement de la transpiration. Celle-ci obtenue, on l'entretient de *cinq à six heures*. Au bout de ce temps, il est assez ordinaire de voir la diarrhée s'arrêter et le calme se rétablir.

§ XXXIV.

Lorsque, en outre de la diarrhée, il existe des nausées, des éructations, même des envies de vomir, surtout si la langue est chargée, blanchâtre § VI, on débute par l'administration d'un vomitif composé de : poudre d'ipécacuanha, 12 à 15 décigrammes, divisés en 4 doses. Chaque dose est prise de quart d'heure en quart d'heure, dans un verre d'eau sucrée, et mieux dans un verre d'eau tiède tout simplement. Le vomissement obtenu, on donne quelques petites tasses d'infusion de fleurs de tilleul et feuilles d'oranger, ou bien de feuilles de menthe, et tout rentre dans l'ordre, surtout pourvu qu'on ait eu le soin de faire coucher chaudement le malade et le maintenir au lit pendant quelques heures.

§ XXXV.

Lorsqu'aux accidents précédents viennent se joindre de petites coliques, d'abord peu intenses, mais qui ne tardent pas à devenir assez fortes et assez douloureuses pour faire souffrir vivement le malade,

§ VII, la langue néanmoins conservant son aspect tout-à-fait normal, On verse sur un morceau de sucre placé dans une cuiller à bouche :

<pre>
Chloroforme,   5 gouttes.
Laudanum Sydenh.,   10   id.
Eau de fleurs d'oranger, quantité suffisante pour rem-
plir la cuiller, et l'on administre le mélange au malade.
</pre>

Coliques, nausées, éructations tout cesse immédiatement; si les accidents se reproduisent au bout de quelques heures, ce qui est assez fréquent, une nouvelle dose, semblable à la première, termine la guérison, à laquelle on aide par quelques très petites tasses d'infusion légère de feuilles de menthe.

Si les coliques persistent, on donne un *quart* de lavement à l'eau de guimauve presque froide avec addition de laudanum Sydenham, 15 gouttes. En même temps on applique sur la région abdominale un large cataplasme de farine de graine de lin aussi chaud que possible, et que l'on a largement arrosé de laudanum.

Dans tous les cas qui se sont présentés à nous, nous avons constamment suivi les conseils et les indications qui précèdent, et constamment nous avons eu à nous en applaudir, soit dans l'épidémie de 1849, soit dans celle qui *semble* à peu près terminée en ce moment ; dans l'une comme dans l'autre, nous avons vu ces petits soins, ces précautions excessivement simples, ces moyens bien faciles à administrer, suffire pour arrêter les symptômes précurseurs du choléra; et lorsqu'on sait combien il est difficile de s'opposer à la marche de la maladie une fois qu'elle est déclarée, on ne saurait jamais trop insister sur la nécessité d'empêcher le développement d'une affection contre laquelle viendraient plus tard échouer peut-être tous les moyens employés contre elle.

TRAITEMENT DU CHOLÉRA.

Soit parce qu'on a négligé de combattre les symptômes précurseurs, soit parce que les moyens mis en usage ont été impuissants pour conjurer le mal, celui-ci, au lieu de s'arrêter, peut faire des progrès rapides, et le choléra se déclarer avec tous ses caractères les plus formidables; dès lors, on le conçoit, la position du malade est des plus graves, son état des plus alarmants. Placé entre la vie et la mort, le malheureux ne peut concevoir quelque espoir de retour à la santé que tout autant que le médecin appelé à lui donner des soins : 1° saisira avec rapidité et précision les indications à remplir; 2° remplira ces indications promptement et rigoureusement sans hésitation et sans tâtonnement.

§ XXXVI.

Dans le cas du § IX : 1° il peut se faire que la diarrhée seule existe, sans vomissements, sans nausées, la première indication qui se présente est de provoquer d'abondantes évacuations ; à cet effet on prend :

Sulfate de magnésie,	30 grammes.
Sulfate de soude,	15 id.

On divise en quatre paquets et l'on donne chaque paquet de *quart* d'heure en *quart* d'heure dans un verre d'eau ordinaire. On peut remplacer cette purgation par l'administration d'une bouteille de limonade gazeuse purgative aucitrate de magnésie, dont la dose varie de 40 à 50 grammes, elle doit être donnée en quatre verres également, chacun à un *quart* d'heure d'intervalle.

Il arrive parfois que *deux* heures après l'administration du dernier verre, il n'y a encore aucun effet produit. C'est que déjà l'absorption n'a plus lieu que faiblement : dès lors, donnez de demi-heure en demi-heure une cuillerée à bouche de la potion purgative suivante :

> Résine de Jalap,   2 grammes.
> — de scammonée d'Alep,   15 décigrammes.

Laissez digérer pendant quarante-huit heures dans alcool à 21° cart. 60 grammes. Puis ajoutez :

> Sucre blanc.   32 grammes.
> Eau distillée de menthe poivrée,   55   id.

Il suffit ordinairement de *trois* cuillerées pour que les selles changent complétement de nature et n'offrent plus leur caractère particulier de décoction de riz.

En même temps le malade doit être mis à l'usage de la limonade citrique sucrée avec le sirop de groseille ; cette limonade prise de préférence à toute autre boisson, par petite quantité à la fois, mais fréquemment et toujours froide, à moins de répugnance prononcée de la part du malade.

Lorsque les selles commenceront à se colorer, à devenir moins liquides, moins fréquentes, ayez recours à la potion suivante :

> Eau de fleurs d'oranger,   120 grammes.
> Sirop d'hydrochlorate morphine,   35   id.
> Chloroforme,   20 gouttes.

Donnez une cuillerée ordinaire de quart d'heure en quart d'heure jusqu'à la troisième cuillerée, puis d'heure en heure, et même de deux heures en deux heures selon le besoin.

En même temps faites administrer un lavement composé avec :

Laudanum Sydenham,	15 gouttes.
Amidon,	une forte cuillerée.
Eau de guimauve,	200 grammes.

Ce lavement sera donné presque froid, et s'il n'est pas gardé on en donnera immédiatement un deuxième, et même un troisième, si cela est nécessaire.

2° Plus souvent la diarrhée est accompagnée de nausées sans vomissements, ou du moins ces derniers sont fort rares, cependant la langue est sale, chargée, blanchâtre, prenez :

Poudre d'ipécacuanha,	15 décigrammes.

Divisez en quatre prises et donnez une prise, de dix minutes en dix minutes dans un verre d'eau sucrée peu chaude, puis facilitez le vomissement par quelques verres d'eau tiède.

Il n'est pas rare de rencontrer des malades qui répugnent à boire une grande quantité de liquide; d'autres, malgré leur bonne volonté, ne peuvent boire que un ou deux verres : alors, à la poudre d'ipécacuanha, substituez le vomitif suivant :

Eméline brune,	5 décigrammes.
Eau distillée de mélisse,	125 grammes.
Sirop d'ipécacuanha,	35 id.

Mêlez et donnez une cuillerée ordinaire, de dix minutes en dix minutes : après la troisième cuillerée, le malade, s'il n'a pas vomi, s'efforcera de boire un bon verre d'eau tiède pour hâter et faciliter le vomissement.

Rarement on est obligé de dépasser la troisième

cuillerée, souvent même dès la deuxième les vomissements surviennent, ils prennent rapidement l'aspect
bilieux, la langue se débarrasse, et les selles ne tardent
pas à se modifier de la manière la plus heureuse,
pour diminuer et cesser bientôt ainsi que les vomissements eux-mêmes. Quelquefois cependant, il est nécessaire de provoquer de nouveau ces derniers, c'est
ce qu'il ne faut pas hésiter de faire lorsque la langue
reste encore un peu chargée, et que la réaction ne
paraît pas se déclarer d'une manière franche. Du
reste ce serait à tort qu'on craindrait les secousses et
la fatigue qui peuvent en résulter pour le malade : ces
secousses et cette fatigue se calment facilement; ce qu'il
faut craindre, ce qu'il faut redouter c'est que par
trop d'hésitation, d'incertitude et de timidité, on ne
laisse se développer des accidents qu'il sera de toute
impossibilité d'arrêter.

3° Ce qui est encore bien plus fréquent c'est, de
voir le malade fatigué, épuisé par des vomissements
pour ainsi dire incessants. Ayez recours aux pilules
suivantes :

Extrait de jusée,	5	décigrammes
Extrait gommeux d'opium,	2	id.
Extrait de valériane,	4	id.

F. s. a. douze pilules dont on prendra une de
demi-heure en demi-heure, puis d'heure en heure,
selon que les accidents tendront à diminuer.

Pour les malades qui ne voudraient ou ne pourraient prendre de pilules, on aura recours à la potion
suivante :

Extrait de jusée,	5	décigrammes.
Eau distillée de laurier-cerise,	55	grammes.
Eau distillée de fleurs d'oranger,	60	id.
Sirop d'hydrochlorate de morphine,	35	id.

F. s. a. une potion, dont on donnera une cuiller à

dessert de demi-heure en demi-heure, ou d'heure en heure comme pour les pilules.

En même temps on donne au malade de petits fragments de glace, dont il avale les premiers, puis laisse fondre les autres tout doucement dans la bouche.

Malgré cela, il peut se faire que les vomissements persistent : ayez recours à la limonade citrique sucrée avec du sirop de groseille ; donnez de très petites tasses, fréquemment, toujours plutôt froides qu'à toute autre température.

En même temps faites administrer le lavement amidonné indiqué plus haut.

C'est dans ce cas que l'on a vu les vomissements s'arrêter sous l'influence de l'application sur le creux de l'estomac de fragments de glace pilée renfermée dans une vessie, aidée des moyens qui précèdent.

Lorsque tous ces moyens avaient échoué on a pu réussir avec la potion suivante :

Racine de polygala,	
— d'angélique,	de chaque 4 grammes.
— d'arnica,	
Noix muscade,	
Coriandre,	de chaque 3 grammes.
Cannelle Ceylan,	
Bonne eau-de-vie blanche,	200 grammes.

Laissez digérer le tout pendant *cinq* jours, en ayant le soin d'agiter matin et soir, puis tirez au clair.

On donne *une* cuillerée de *quart* d'heure en *quart* d'heure ; deux cuillerées suffisent dans la presque totalité des cas, pour que les vomissements et les selles cessent de présenter les accidents cholériques, et bientôt même la réaction commence à se manifester.

Alors on administre quelques cuillerées de la potion calmante au chloroforme, puis le lavement avec amidon et laudanum.

§ XXXVII.

1° Lorsque les accidents, § X, se déclarent, que le malade est tourmenté par des crampes plus ou moins violentes, il faut de suite avoir recours à la potion purgative. Mais dans ce cas, ne l'oublions pas, l'ab· sorption est presque nulle, ne craignons donc pas d'agir vigoureusement, et donnons une cuillerée ordinaire de *dix* minutes en *dix* minutes. Après l'administration de *trois* à *quatre* cuillerées, les crampes diminuent d'intensité et de fréquence, les selles changent de nature, il en est de même des vomissements.

Alors vient l'indication de la limonade citrique, ainsi que du lavement avec amidon et 15 à 20 gouttes de laudanum.

2° Si au contraire, la maladie faisant sans cesse de nouveaux progrès, l'état cyanique commence, surtout s'il existe depuis quelque temps, on commence par faire frictionner le malade avec un linge trempé dans de l'eau *très froide* et que l'on aura préalablement tordu avec soin, puis on l'enveloppe tout nu dans une couverture de laine ; en même temps on lui administre de *quart* d'heure en *quart* d'heure *une* cuillerée de la potion tonique.

On peut du reste lui donner aussi quelques *très* petites tasses de limonade citrique, ou même quelques petits fragments de glace, puis enfin la potion au chloroforme et le lavement laudanisé.

§ XXXVIII.

Malgré tous ces moyens, l'affection peut continuer sa marche fatale et amener rapidement les accidents § XI. Dans ce cas, quoique la vie du malade soit tellement compromise qu'il est à peu près impossible qu'il se rétablisse, cependant il n'est pas sans exemple que des cholériques arrivés à ce point extrême, aient recouvré la santé et soient pour ainsi dire revenus des portes du tombeau.

Mais hâtez-vous d'agir, il n'y a pas un instant à perdre : après l'avoir frictionné et enveloppé comme il vient d'être dit plus haut, donnez *trois à quatre* cuillerées de la potion tonique, chaque cuillerée étant administrée de *cinq* minutes en *cinq* minutes; lorsque une demi-heure à trois quarts d'heure après la dernière cuillerée, il n'y a pas d'effet produit, donnez encore deux et même trois cuillerées également de cinq minutes en cinq minutes.

Dès qu'on voit reparaître les selles et les vomissements, lesquels ne sont plus les selles et les vomissements caractéristiques du choléra, ces déjections, en effet, sont bilieuses, plus ou moins colorées, plus ou moins odorantes, les crampes diminuent peu à peu d'intensité et de fréquence, elles sont de moins en moins douloureuses, l'oppression et la gêne de la respiration sont moins prononcées; remplacez alors la potion tonique par la potion calmante, puis ayez recours aux petits fragments de glace, à la limonade citrique ou même à l'eau pure, mais toujours froide, par très petite quantité, une à deux cuillerées à la fois, sauf à renouveler fréquemment selon le désir du malade qui, cependant, devra être surveillé avec soin. Plus tard le lavement laudanisé trouvera également une utile et salutaire application.

a. Il ne suffit pas de saisir avec précision les indications que présente la maladie; les moyens mis en usage pour remplir ces indications ne pourront y réussir que tout autant qu'ils seront appliqués avec prudence et sagacité, ainsi qu'avec constance et fermeté. Que le médecin ne se borne donc pas à recommander avec soin aux personnes qui entourent le malade l'exécution rigoureuse de sa prescription, car malgré toutes ses recommandations, il arrivera bien souvent qu'il y sera apporté de nombreuses et fâcheuses modifications, ou qu'une bonne partie sera négligée, et peut-être ce sera la plus importante. Ces modifications, ces négligences tiendront parfois à l'ignorance, mais dans la plupart des cas elles n'en seront pas moins fatales au pauvre malade. Avant de le quitter que le médecin s'assure donc que sa prescription a été bien comprise et qu'elle sera rigoureusement exécutée sans qu'il y soit rien ajouté, rien retranché. Que de cholériques ont été arrachés à une mort certaine, grâce à ces précautions ; combien d'autres au contraire qui auraient pu être sauvés ont succombé, parce que ces précautions avaient été plus ou moins négligées !

b. Quels que soient du reste les moyens mis en usage, lorsqu'on est assez heureux pour voir les accidents s'amender, que l'on sent le pouls se relever petit à petit, la peau se réchauffer, se couvrir même d'une légère moiteur, que les selles et les vomissements se modèrent et cessent même complétement, surtout si les urines reparaissent, la maladie est déjà vaincue, la nature a déjà triomphé du génie destructeur, elle réagit pour s'en débarrasser complétement ; mais c'est ici que commence un danger d'un nouveau genre : cette réaction si utile, si nécessaire, indispensable même, a besoin d'être surveillée avec la plus grande attention ; sachez la modérer, si elle semble marcher avec trop de rapidité, sans quoi elle peut tout compromettre, et le pauvre malade n'aura échappé à un danger que pour tomber dans un autre dont nulle puissance humaine ne pourra le tirer. Que de cholériques ont succombé dans cette période et au moment où tout faisait espérer une prompte guérison !...

§ XXXIX.

PRÉDOMINANCE DE CERTAINS ACCIDENTS.

On a vu § XII, que certains accidents pouvaient dominer pour ainsi dire toute la maladie. Il va sans dire que chacun d'eux devra être attaqué plus spécialement et cela par des moyens appropriés.

a. Ainsi les accidents gastriques seront combattus soit par le mélange laudano-chloroformé, soit par la potion calmante, soit par les cataplasmes, soit par les lavements laudanisés.

b. Pour arrêter les accidents céphaliques on aura recours aux vomitifs, ou aux purgatifs plus ou moins énergiquement selon le besoin, en même temps que l'on donnera la limonade citrique.

c. Enfin la potion purgative, puis la potion tonique combattront avec avantage les crampes, les douleurs d'estomac, etc.; etc.

§ XI..

COMPLICATIONS.

Quant aux affections diverses qui peuvent, je ne dis pas *compliquer,* mais être *compliquées* d'accidents cholériques, on a déjà vu § XIV que le nombre en était infini, puisque, en effet, à peu près aucune d'elles ne paraît jusqu'ici être un obstacle à l'invasion de l'épidémie. Dès lors, on le conçoit, je n'entreprendrai pas de faire l'historique de toutes ces affections, d'autant plus qu'il ne présenterait absolument aucune utilité ; seulement on comprendra, je pense, que lorsque le choléra se déclare pendant le cours d'une maladie quelconque, comme il la domine tout entière, c'est

contre le choléra que le médecin doit d'abord diriger
tous ses efforts, sauf à combattre ensuite la maladie
préexistante, une fois qu'il sera parvenu à la débarrasser de cet épiphénomène terrible, et à la mettre à
même de reprendre sa marche normale et régulière.

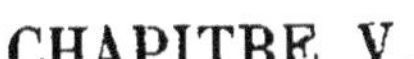

CHAPITRE V.

§ XLI.

LE CHOLÉRA N'EST PAS CONTAGIEUX.

Lorsque franchissant pour la première fois les limites qui avaient paru le contenir jusqu'alors, le
choléra fit irruption hors des contrées lointaines où
il régnait depuis longues années, il sema l'épouvante
et la mort au sein des populations consternées. Son
invasion fut si soudaine, si imprévue ; ses symptômes
si terribles, si effrayants; sa marche si rapide, sa terminaison si meurtrière, que tous les esprits étaient
glacés de terreur. D'un autre côté, en voyant se mul-
tiplier successivement et le nombre des invasions et
célui des victimes, l'idée de la contagion ne pouvait
manquer de naître, et ce fut ce qui arriva. Dès lors,
l'épouvante et l'effroi ne connurent plus de bornes;
les malheureux atteints par le fléau devenaient à l'instant un sujet de terreur et de répulsion pour leurs
amis, pour leurs proches; seuls, livrés à eux-mêmes,
privés des soins et des secours les plus indispensables,
ils succombaient avec une rapidité épouvantable au
milieu de la désolation, en proie au plus affreux dé-

sespoir. Le nombre des victimes fut immense; partout on ne voyait que morts ou mourants.

Cependant, le dévoûment de quelques hommes courageux, qui ne craignirent pas de braver le danger pour apporter des secours et prodiguer leurs soins aux malheureux frappés par l'épidémie, commença à faire ouvrir les yeux sur cette prétendue contagion. Peu à peu les ténèbres se dissipèrent, la lumière se fit, les esprits se désabusèrent. Dès ce moment, le fléau destructeur perdit son arme la plus meurtrière... la frayeur !... Dès qu'on avait eu le courage de regarder le monstre en face, le monstre avait été à moitié vaincu !

Sur quelle base reposait cette idée de contagion, sur quelles preuves s'était-elle établie? Plus on y pense et moins on comprend comment des hommes éclairés, des esprits sérieux ont pu ainsi se laisser égarer d'une manière si fâcheuse.

A. 1° M. le docteur Foy ne s'est pas borné à repousser cette contagion, il a voulu en démontrer la non-existence. Se rappelant la belle conduite de l'illustre et immortel Desgenettes, en Egypte, il s'est inoculé du sang tiré de la veine d'un cholérique, a respiré son haleine et goûté les liquides vomis. Plusieurs médecins ont répété ces expériences, d'autres se sont revêtus d'habits provenant de malades et infectés de sang ou d'autres matières, et aucun d'eux n'a été atteint de la maladie.

2° La frégate anglaise *la Topaze,* ayant le choléra à son bord, où plusieurs marins avaient déjà succombé pendant la traversée, arrive à Manille, au Port-Louis. Le jour même de son arrivée, plusieurs personnes s'étaient rendues à bord de ce bâtiment et y avaient séjourné sans cesser d'ailleurs de le fréquenter ainsi que le campement où l'on avait établi l'équipage, et cependant aucune d'elles ne fut atteinte du choléra.

3° Plusieurs corps de troupes assaillis par la maladie ont pu se joindre à d'autres corps dont la santé n'a eu rien à souffrir de cette réunion.

4° A Moscow, le docteur Jachnichen s'inocula du sang que l'on venait de tirer de la veine d'un cholérique, et plus tard la matière rejetée par le vomissement.

5° En Belgique, à l'hôpital d'*Alost*, un médecin se couche dans le lit où venait d'expirer un cholérique; un infirmier s'y place après lui; ni l'un ni l'autre n'ont été indisposés.

6° En 1834, le *Johns Adam* arrive à Toulon ayant à son bord le choléra qui déjà avait fait périr plusieurs marins, et malgré un séjour assez prolongé dans le port, le choléra ne se communiqua pas à la ville.

7° L'année suivante, un vaisseau venant de *Tarragone* où la santé publique est excellente, voit l'épidémie éclater à son bord, dès son arrivée à Toulon, et avant même d'avoir eu aucune relation avec la terre.

8° En 1849, les faits de cette nature se sont reproduits on ne peut plus fréquemment. Ainsi, dans plusieurs communautés religieuses on a signalé trois à quatre cas d'invasion; dans d'autres, le nombre a été un peu plus considérable, mais jamais la maladie n'a paru se propager des personnes malades à celles qui leur donnaient habituellement des soins. Il en a été de même dans les pensionnats et les colléges, où à peine quelques cas se sont montrés, très rares, toujours isolés, et pourtant ces cas ont été presque constamment mortels.

9° Examinons maintenant ce qui a lieu pour l'épidémie actuelle. Le choléra sévit à *Newcastle* et à *Londres*, depuis plusieurs mois; pendant tout ce temps les communications entre ces deux villes et celle du *Havre*, loin d'être suspendues, continuent à être des plus fréquentes; bien plus, il ne se passe pas de se-

maine que de nombreuses colonies d'émigrants n'y
arrivent de l'autre côté du Rhin et des contrées du
Nord où le choléra fait de nombreuses victimes. Eh
bien! ces émigrants séjournent au Havre un temps
plus ou moins long, communiquant librement avec
les habitants; ils s'embarquent avec une santé excellente, et ce n'est que plusieurs jours après leur départ
que l'épidémie se déclare à bord et fait périr un grand
nombre de passagers. De même jusqu'au 15 septembre la ville jouit d'une santé parfaite, et ce n'est qu'à
cette époque que le choléra se montre pour la première fois. Sans doute on s'attend que la première
victime sera un marin ou quelque voyageur arrivant
d'Angleterre ou d'autres pays infectés ; erreur : c'est
une pauvre jeune fille n'ayant eu aucune communication, soit avec les personnes venues d'Angleterre,
soit avec les émigrants du Nord. Mais une fois déclaré,
le fléau va probablement s'étendre en rayonnant au-
tour de la demeure de sa première victime et gagner
successivement les autres quartiers de la ville ? Erreur
encore, l'épidémie *se promène* du canton nord au
canton sud pendant environ *deux mois,* prend çà et
là quelques rares victimes qu'il semble choisir parmi
les personnes peu soumises aux règles de l'hygiène,
puis elle disparaît...

10° Suivons l'épidémie à Paris et nous la verrons
s'y comporter comme elle l'a fait au Havre ; c'est-à-
dire attaquer principalement les sujets déjà affaiblis
par une longue maladie, à peine convalescents de
fièvres typhoïdes, ou d'affections graves, ou bien récemment arrivés à Paris, se trouvant, par cela même,
encore sous l'influence des épreuves d'acclimatement,
et par conséquent plus exposés à subir l'action des
causes pathogéniques générales. En effet, ici c'est un
pauvre malheureux d'une cinquantaine d'années, récemment arrivé de l'*Auvergne,* en proie au chagrin
de sa séparation forcée d'avec sa famille et de l'in-

certitude où il est sur son sort et sur son avenir, travaillant depuis les quelques jours qu'il est à Paris aux terrassements sur les bords de la Seine où il était le plus souvent les pieds dans l'eau, enfin, étant depuis *trois jours* en proie à une *diarrhée intense*. Là c'est une femme âgée de 67 ans, ayant une diarrhée chronique pour laquelle elle était soignée à l'hôpital depuis *trois mois*. D'un côté c'est une pauvre phthisique au troisième degré et depuis longtemps aussi affectée d'une *diarrhée colliquative*. D'un autre, c'est encore une femme déjà atteinte d'une péritonite jugée mortelle au moment où se sont déclarés les accidents cholériques. Tantôt c'est un homme déjà atteint d'une fièvre typhoïde des plus sérieuses, tantôt ce sont de pauvres femmes affectées de maladies de l'utérus ou de ses annexes, maladies plus ou moins anciennes, plus ou moins graves, etc., etc.

Et l'on ose dire que c'est là de la contagion! mais au 21 novembre, au moment où le choléra a cessé de se montrer au Havre, un nombre infini de personnes avaient communiqué avec des cholériques, les maisons habitées par ceux-ci, leurs appartements, leurs effets d'habillement, etc., étaient autant de foyers d'infection, et le fléau s'est éteint, et la ville entière n'a pas été envahie; et sur une population de plus de 60,000 habitants on ne voit que 57 *malades* et 21 *décès !* Et, à Paris, sur près de 1,400,000 habitants, lorsque l'épidémie sévit déjà depuis plus de *cinq mois* (le 2 septembre j'avais déjà constaté un cas de choléra, non équivoque, rue d'Orléans-Saint-Marcel), elle n'a encore frappé dans les hôpitaux que 980 malades, dont 453 ont succombé ; en ville le nombre n'est guère plus considérable, soit pour les invasions, soit pour les décès, et déjà le génie épidémique semble épuisé, c'est à peine si quelques cas, excessivement rares, attestent encore sa présence.

Franchement, est-ce là de la contagion? Il faut

que les vieilles histoires aient bien de l'influence sur certains esprits pour qu'ils puissent s'attacher ainsi avec une obstination déplorable à des idées que rien ne justifie et que tout condamne. Mais l'homme est ainsi fait, la paresse de son esprit est telle, qu'il ne se donne pas la peine de regarder si l'idée qu'on lui présente est vraie ou fausse, sérieuse ou absurde, il suffit que cette idée lui soit présentée avec assurance et un certain air d'autorité pour qu'il l'admette immédiatement et sans nul examen. *J'aime mieux me tromper avec tout le monde qu'avoir raison avec un seul*, répondait un illustre académicien à un de nos confrères qui cherchait à lui démontrer la non-contagion de la peste. Je sais bien que Socrate et Galilée pensaient et disaient justement le contraire du savant académicien, mais ni Socrate, ni Galilée n'avaient le bonheur de vivre dans un siècle de lumières comme le nôtre.

B. 1° Cependant quelques faits semblent, il est vrai, militer en faveur de l'idée que nous combattons ; mais si on les examine avec soin, si on les analyse avec attention, on ne tarde pas à s'apercevoir qu'ils ont été mal observés ou plus souvent mal interprétés. Ainsi, je sais très bien que lorsque le choléra se déclare sur un sujet ou dans une maison, il est rare qu'il ne se montre pas presque aussitôt sur d'autres sujets ou dans d'autres maisons voisines ; mais peut-on conclure de là qu'il y a contagion ? ne voyez-vous pas que les personnes de cette maison vivent sous les mêmes influences, et par conséquent peuvent contracter les mêmes maladies sous l'influence de la même cause ? Et quoi, de ce qu'en traversant des marais infects, plusieurs hommes d'un même régiment contractent la fièvre d'accès qui, chez les uns se montrera dès le lendemain, chez les autres quelques jours plus tard, direz-vous que la fièvre intermittente est pernicieuse et que les premiers ont communiqué les accès à leurs camarades ? Non certes, vous n'oserez pas le dire ; pourquoi donc n'agiriez-vous pas de même pour le choléra.

2° On cite la fameuse histoire du lit merveilleux placé dans le coin d'une des salles de la Pitié (service de M. Piorry) pendant l'épidémie de 1849. Un malade couché dans ce lit venait de succomber au choléra ; un autre malade vint prendre sa place et ne tarda pas à présenter des symptômes cholériques qui l'enlevèrent en quelques heures ; *trois* autres malades vinrent successivement occuper le même lit et tous les trois successivement eurent le même sort. Ce lit fut enfin changé de place, et dès lors d'autres malades purent y être placés sans accident.

Eh bien ! ce fait que je me garde bien de révoquer en doute, quoique M. le professeur Piorry, auprès duquel j'ai cru devoir m'assurer de son exactitude, m'ait affirmé n'en avoir aucun souvenir, au lieu de prouver la contagion, prouve précisément le contraire. Et quoi, ce lit contaminé, ce lit imprégné d'un venin cholérique si subtil, si violent que tout homme qui s'y couche est un homme mort, il vous a suffi de le changer de place, de le pousser du pied à quelques mètres plus haut ou plus bas, et le voilà purifié, et voilà détruit ce terrible venin. Mais où donc a passé ce principe contagieux ? qu'est-il devenu ? En vérité, il faut qu'il soit bien subtil pour avoir ainsi disparu comme par enchantement ! Franchement si les contagionistes n'ont que des armes de cette force pour défendre leur théorie, celle-ci court grand risque de s'envoler promptement aussi et de s'évanouir comme une ombre. Je ne m'étonne plus qu'ils repoussent avec obstination tout examen, toute discussion ; ils sentent que leur idole est si vieille qu'y toucher c'est la réduire en poussière, c'est l'anéantir. Aussi, voyez comme ils sont faciles à s'effrayer du

plus petit bruit, de la moindre parole ! les malheureux!
ils ont peur de tout, ils ont peur d'eux-mêmes ! plai-
gnons-les ; mais si nous tenons à découvrir le mode
de propagation de l'épidémie cholérique, cherchons-
le ailleurs que dans une prétendue contagion qui n'a
jamais existé, que tout repousse, que tout condamne
de la manière la plus positive.

§ XLII.

LA FRAYEUR EST UNE CAUSE PUISSANTE DE PROPAGATION DU CHOLÉRA.

Pour nous, la maladie dont nous parlons étant une
affection spéciale, nous ne prétendons pas que la
frayeur puisse lui donner naissance sans une cause
première, dont la nature jusqu'ici nous est tout-à-fait
inconnue ; mais cette cause première existant, ce
germe cholérique une fois déposé dans l'économie,
nous pensons que la frayeur facilite puissamment son
développement qui sans elle aurait pu ne pas s'ef-
fectuer.

Tous ceux qui ont étudié le choléra non dans les
livres, mais sur les lieux où il régnait, là surtout où ses
ravages étaient le plus terribles; tous ceux qui ont
pris la peine de s'entretenir avec les malheureux qui
en étaient atteints, ont pu se convaincre de l'influence on ne peut plus pernicieuse qu'exerçait sur
tous les esprits cette inquiétude, cette préoccupation
incessante, cette anxiété profonde à laquelle ils
étaient exposés dans les lieux voisins de ceux où sévis-
sait le fléau, comme aussi dans les localités où il avait
fait déjà de nombreuses victimes.

Si quelqu'un cherchait à mettre en doute cette
influence des émotions morales éminemment ac-
tive sur la marche de toutes les maladies en général
et du choléra en particulier, s'il se trouvait encore de

ces esprits forts dont le principal mérite consiste à
tout nier même l'évidence, je leur dirais : Vous avouez
qu'une frayeur subite peut causer une attaque d'épi-
lepsie, peut déterminer une syncope, une apoplexie,
peut amener la *mort*, et vous ne voudriez pas qu'une
crainte incessante, qu'une frayeur qui se renouvelle
sans cesse, qu'une terreur qui vous frappe chaque jour,
chaque heure, chaque minute, fût capable de provoquer des accidents cholériques! Vous croyez qu'une
personne faible, pusillanime, pourra sans danger en-
tendre parler des ravages épouvantables du choléra,
voir sans émotion et sans trouble les convois mortuai-
res, les chars funéraires, les tapissières chargées de
cercueils, quelquefois même de cadavres à peine recou-
verts? Oh non ! vous ne le pensez pas, vous ne pou-
vez pas le penser, sans cela je vous dirais que vous
n'avez jamais réfléchi à ce qui se passe journellement
sous vos yeux, que vous n'avez jamais examiné la
physionomie pleine de trouble et d'angoisse de plusieurs de vos clients, surtout de vos clientes, vous de-
mandant d'une voix tremblante des nouvelles de
l'épidémie, dont quelques-unes n'osent même pas
prononcer le nom ; vous rapportant les mille bruits
qui courent, vous répétant les propos exagérés qu'elles ont entendus, vous communiquant leurs craintes,
leurs frayeurs, et attendant avec anxiété ce que vous
allez leur dire ; recevant avec reconnaissance les paroles rassurantes à l'aide desquelles vous vous effor-
cez de dissiper leur inquiétude, de chasser au loin la
peur et l'épouvante auxquelles vous les voyez en proie!
Sans cela je vous dirais que vous n'avez jamais compris tout ce qu'on éprouve de douce satisfaction, lorsqu'on a le bonheur de ramener le calme et la confiance dans ces frêles imaginations si fortement
ébranlées ; sans cela je vous dirais que vous n'avez
jamais senti tout ce qu'il y a de joie intime à les arracher ainsi à une influence qui menaçait de leur

être si fatale, et à laquelle elles eussent infailliblement succombé sans votre secours, sans votre heureuse intervention! Je leur dirais enfin : Si jamais vous ne l'avez éprouvée, cette joie, si jamais vous ne l'avez sentie, cette douce satisfaction, si jamais vous ne l'avez goûté ce bonheur, arrachez de votre tête cette toge dont vous n'êtes pas dignes, déposez cette robe que vous profanez, renoncez à ce titre que vous usurpez, fuyez loin de nous, vous n'êtes pas des nôtres, vous ne l'avez jamais été, vous ne le serez jamais.

§ XLIII.

MESURES PRÉVENTIVES.

Si nous suivons avec attention la marche de l'épidémie, depuis le moment où elle commence cette course rapide qui, à travers l'Indoustan et la Syrie, d'une part, l'Inde et l'Arabie de l'autre, la conduit sur les bords du Wolga, de là à Moscow, en Pologne, en Angleterre et en France, nous ne pouvons nous empêcher de reconnaître que malgré la différence de latitudes, de mœurs, de climats, le choléra ne s'est laissé arrêter par aucun obstacle. Cordons, *dits* sanitaires, séquestration des sujets atteints ou suspectés de l'être, désinfection, souvent même destruction par le feu des objets ayant servi à l'usage des cholériques ou arrivant des pays ravagés par l'épidémie, enfin quarantaines plus ou moins longues, plus ou moins rigoureuses, tout a été tenté, tout a été employé, et tout a été inutile. Le fléau destructeur a déjoué toutes ces mesures, a franchi tous ces obstacles, brisé toutes ces barrières, et frappé ses victimes en aussi grand nombre et avec la même intensité. Il ne pouvait en être autrement. Ces mesures, s'attaquant à une ombre, devaient nécessairement porter à faux et ne produire aucun résultat. Je me trompe cependant : toutes, il

est vrai, passaient à côté du mal, mais si pas une
n'atteignait le mal lui-même, toutes, elles produi-
saient un effet désastreux, car elles répandaient partout l'épouvante et l'effroi, le découragement et la
démoralisation, et aidaient ainsi puissamment à la
propagation d'un mal qu'elles étaient destinées à arrêter, sinon à détruire.

§ XLIV.

LES SEULES MESURES EFFICACES SONT CELLES QUI ONT POUR OBJET DE COMBATTRE LES SYMPTOMES PRÉCURSEURS.

Si de toutes les mesures dont nous venons de parler, aucune n'a atteint et ne pouvait en réalité attein-
dre le but proposé, il n'en est plus de même de celles
qui ont eu pour objet de rechercher, d'épier pour
ainsi dire dès leur naissance les symptômes précurseurs, de les attaquer vigoureusement, de les combattre, de les détruire; ces mesures ont produit constamment de bons résultats, mais ces derniers eussent
été sans nul doute et plus nombreux, et plus réels, si
on avait su laisser de côté ces détails minutieux, ces
prescriptions, ces recommandations sans nombre
dont le moindre défaut est de rendre les meilleures
mesures inexécutables. S'il est bon de veiller à
ce que l'air des appartements soit fréquemment re-
nouvellé, que les eaux ménagères s'écoulent facilement, etc., etc., avouons qu'il existe des causes d'invasion et de propagation cholérique bien autrement
actives, bien autrement puissantes; c'est contre ces
causes que devraient tendre tous nos efforts, ce sont
elles qu'il faudrait attaquer et détruire. Nous l'avons
vu, les premières victimes du choléra sont en général de pauvres malheureux peu soumis à une sage
hygiène, déjà affaiblis par l'âge et les maladies, ou
épuisés par la misère et les privations de tout genre;
c'est donc la classe indigente, la classe nécessiteuse

qu'il importe surtout de surveiller avec le plus grand soin, et de secourir d'une manière aussi efficace que possible.

Je crois donc qu'on pourrait d'abord retirer quelque utilité des précautions suivantes, lesquelles du reste ne s'appliquent pas uniquement à l'épidémie dont il s'agit, mais à toutes les épidémies en général, comme aussi à une foule d'autres affections qu'on pourrait presque toujours détruire dans leur germe.

1° Chaque commissaire du bureau de bienfaisance serait tenu de visiter une fois par *semaine* tous les indigents de sa subdivision, à l'effet de constater la nature des occupations de chacun d'eux, leurs besoins, leurs ressources et leurs moyens d'existence. Le résultat de ces observations serait consigné sur un registre qui servirait de base à l'administrateur pour une sage répartition des secours à distribuer.

2° Chaque administrateur serait tenu de visiter une fois par *mois* tous les indigents de sa division pour 1° contrôler les observations de ses commissaires; 2° s'assurer du bon emploi des secours délivrés ; 3° constater l'état de salubrité de chaque logement.

3° De leur côté chaque médecin du bureau de bienfaisance visiterait au moins une fois par *mois* tous les indigents de sa circonscription malades ou non ; ces visites auraient pour objet 1° de s'assurer de leur état sanitaire ; 2° de rechercher les personnes souffrantes, et 3° de donner à celles déjà atteintes de symptômes précurseurs, de quelque nature qu'ils fussent, les conseils et les soins que leur état réclamerait.

4° Dans chaque mairie, comme aussi dans chaque bureau de charité, il y aurait autant que possible un médecin à poste fixe, pour les cas imprévus, et qui serait tenu de donner ses soins à quiconque viendrait les réclamer.

5° De plus, la demeure de chaque médecin du bureau de bienfaisance serait désignée d'une manière qui permit de la reconnaître facilement la nuit comme le jour.

6° Enfin, pour que le malade n'éprouvât aucun retard dans l'exécution des prescriptions médicales, celles-ci pourraient, *dans tous les cas*, être délivrées par tout pharmacien quelconque, sans distinction aucune.

Ce que nous disons pour Paris, se rapporte, bien entendu, à toutes les localités quelles qu'elles soient ; seulement dans celles où il n'y aurait pas de bureau de charité, les fonctions attribuées à l'administrateur et au commissaire, pourraient parfaitement être confiées à un membre et à un délégué du conseil municipal.

Pour ce qui concerne le médecin, nous croyons connaître assez le zèle et le généreux dévoûment de nos confrères de province, pour être certain que nul d'entre eux ne déclinerait les fonctions analogues à celles remplies par les médecins du bureau de bienfaisance.

Telles sont les mesures que je crois de nature sinon à s'opposer d'une manière absolue à l'invasion du choléra, du moins à l'entraver et le plus souvent à l'arrêter dans sa marche. Mais on le comprend, ce n'est pas tout que de les prescrire ; pour qu'elles puissent être réellement efficaces, il faut veiller à leur *rigoureuse exécution ;* il faut encore s'assurer qu'elles sont appliquées à propos, surtout avec *intelligence* et *sagacité.* Du reste, je me hâte de le dire, je n'ai pas eu la prétention d'indiquer *tout ce qu'il y avait à faire ;* le cadre que je m'étais tracé ne me le permettait pas. J'ai voulu tout bonnement exposer quelques indications très sommaires, d'une exécution simple et facile, à l'aide desquelles on pût prévenir le développement d'une affection dont le traitement offre tant de difficultés, tant d'incertitudes ; j'ai voulu surtout appeler l'attention sur l'importance de ses symptômes précurseurs, et faire comprendre la nécessité de les combattre, de les arrêter dès leur apparition ; car, je ne saurais trop le répéter, le moyen le plus certain de guérir le choléra, c'est de le prévenir : *Principiis obsta*.

FIN.

TABLE.

CHAPITRE IV.

CHAPITRE V.

FIN DE LA TABLE.

Paris. — Impr. Lacour et C⟩, rue Souffot, 16.